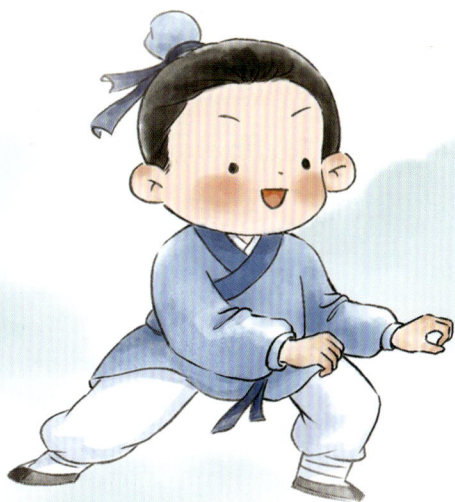

你好，中医小访客

主　编	时菊明　沈春玲
副主编	于吉超　许钱华　沈　婷　商　璐
编　者	朱振华　许福弟　沈　云　陈晓兰　濮莹莹
顾　问	李家宝　杨　璞
绘　画	游海风　郭思泽

人民卫生出版社
·北京·

图书在版编目（CIP）数据

你好，中医小访客 / 时菊明，沈春玲主编. -- 北京 ：
人民卫生出版社，2024. 12（2025. 3 重印）.
ISBN 978-7-117-37215-2

I. R2-05

中国国家版本馆 CIP 数据核字第 2024B3F840 号

人卫智网	www.ipmph.com	医学教育、学术、考试、健康，购书智慧智能综合服务平台
人卫官网	www.pmph.com	人卫官方资讯发布平台

你好，中医小访客
Nihao，Zhongyi Xiaofangke

主　　编：时菊明　沈春玲
出版发行：人民卫生出版社（中继线 010-59780011）
地　　址：北京市朝阳区潘家园南里 19 号
邮　　编：100021
E - mail：pmph @ pmph.com
购书热线：010-59787592　010-59787584　010-65264830
印　　刷：北京盛通印刷股份有限公司
经　　销：新华书店
开　　本：787×1092　1/16　　印张：4.5
字　　数：89 千字
版　　次：2024 年 12 月第 1 版
印　　次：2025 年 3 月第 2 次印刷
标准书号：ISBN 978-7-117-37215-2
定　　价：32.80 元

打击盗版举报电话：010-59787491　E-mail：WQ @ pmph.com
质量问题联系电话：010-59787234　E-mail：zhiliang @ pmph.com
数字融合服务电话：4001118166　E-mail：zengzhi @ pmph.com

中医药文化是中华优秀传统文化的一部分，中医药为中华民族几千年的繁衍与健康立下了丰功伟绩，也为世界医学作出了巨大贡献。2019 年，《中共中央 国务院关于促进中医药传承创新发展的意见》发布，明确要求"实施中医药文化传播行动，把中医药文化贯穿国民教育始终，中小学进一步丰富中医药文化教育，使中医药成为群众促进健康的文化自觉"。

为此，我们本着"认识中医药，从娃娃抓起""热爱中医药，从娃娃培养"的理念，编撰本书。本书由苏州市相城区中医医院指导，苏州市相城区望亭中心幼儿园和苏州市春晖堂药业有限公司联手，用自创自绘的图画，展示了中医药发展史上的著名人物和经典书籍；从少儿的视角，用少儿喜闻乐见的形式，把日常生活中所见的药食同源药材，以及一些苏州地产药材展现给他们，寓教于乐，让他们在快乐中得到些许中医药文化的启蒙。

目 录

一、中医发展简介 1

神农氏 2

《黄帝内经》 3

扁鹊 4

张仲景 6

华佗 7

董奉 10

《针灸甲乙经》 11

孙思邈 12

李时珍 13

叶天士 14

二、传统中医治病方法 15

中药常用剂型 16

中医常用外治方法 17

三、古代中医诊所 19

四、传统药店 21

五、传统制药方法 23

六、中医药对人类的贡献 27

七、中药介绍 31

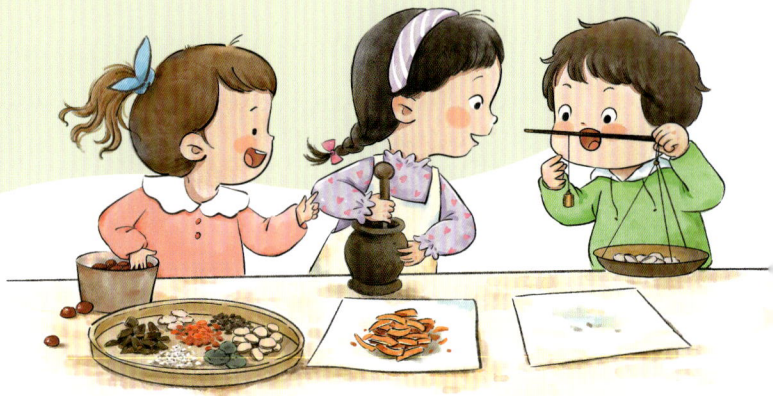

一、中医发展简介

神农氏

开创中药治病第一人。

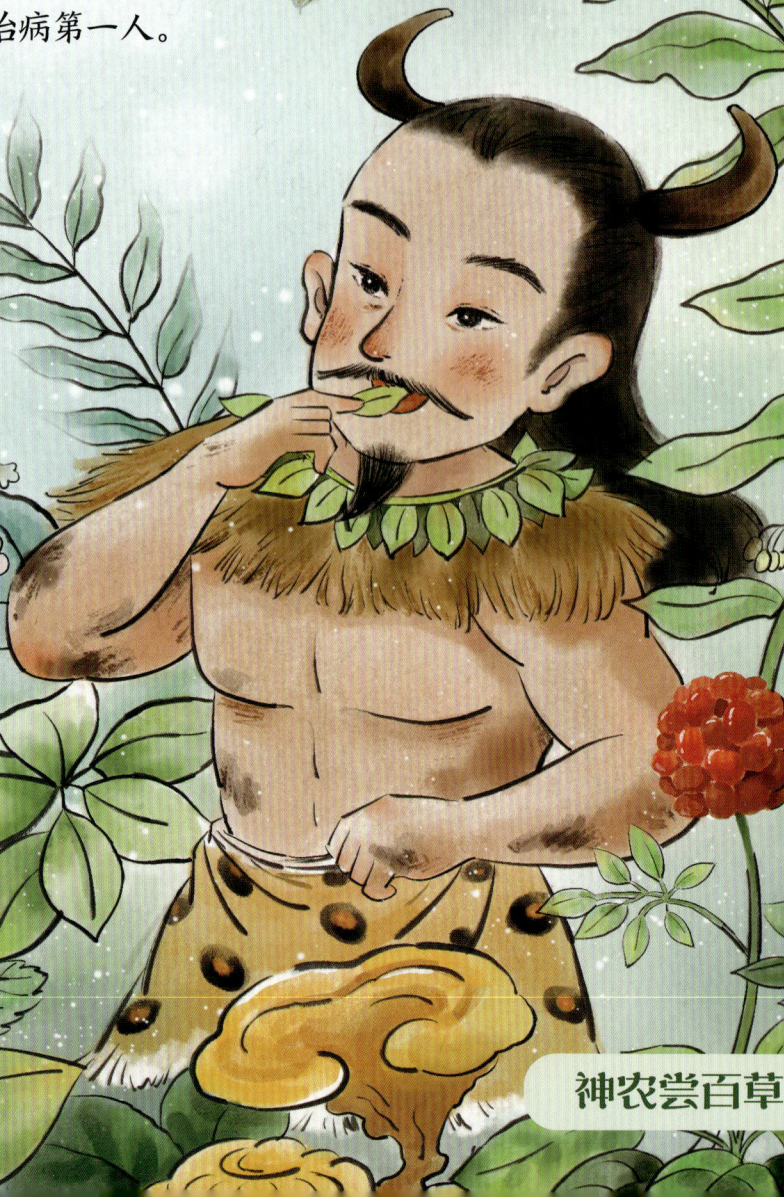

神农尝百草

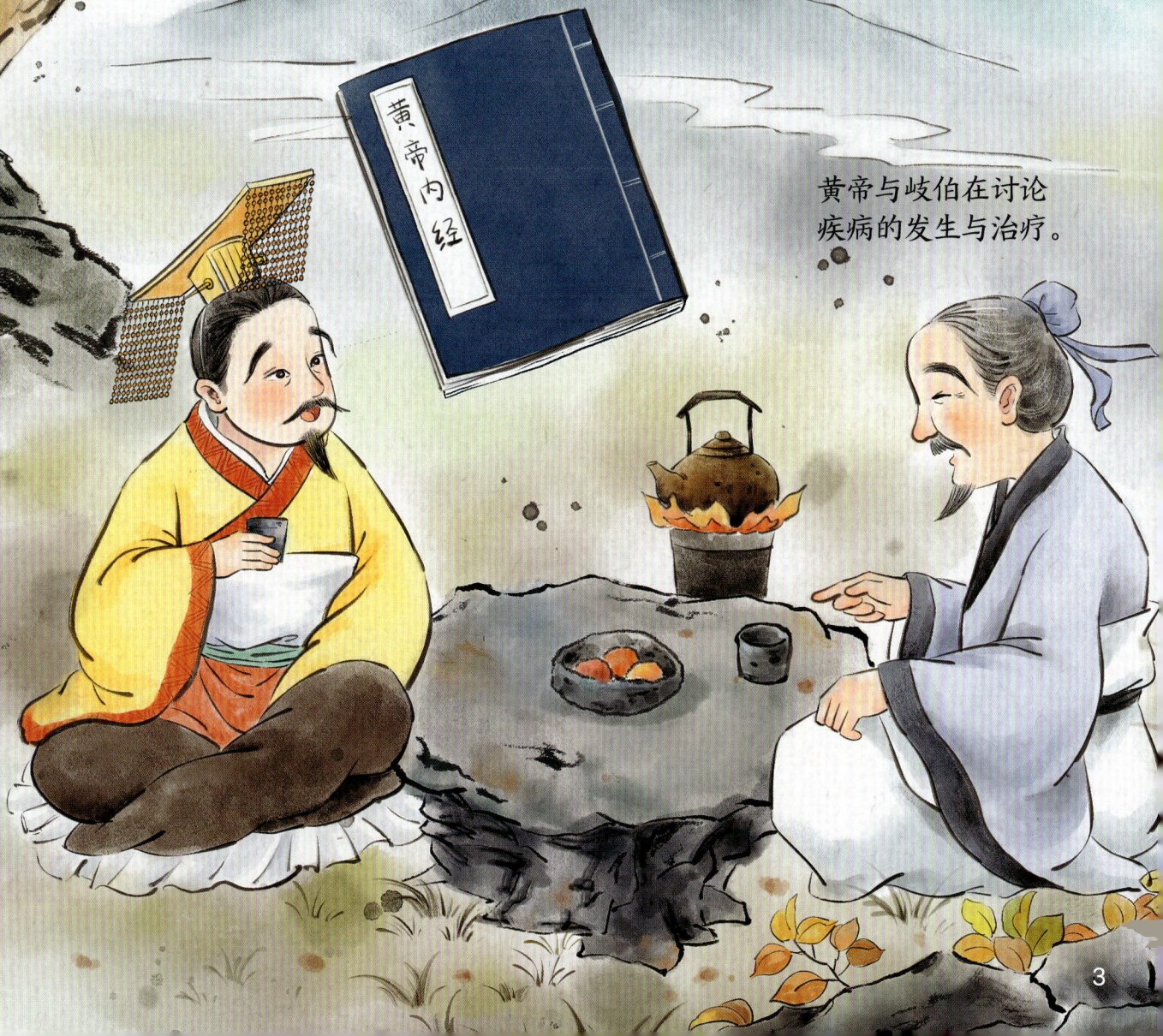

《黄帝内经》

现存最早的中医理论著作，约成书于战国时期。

黄帝与岐伯在讨论疾病的发生与治疗。

3

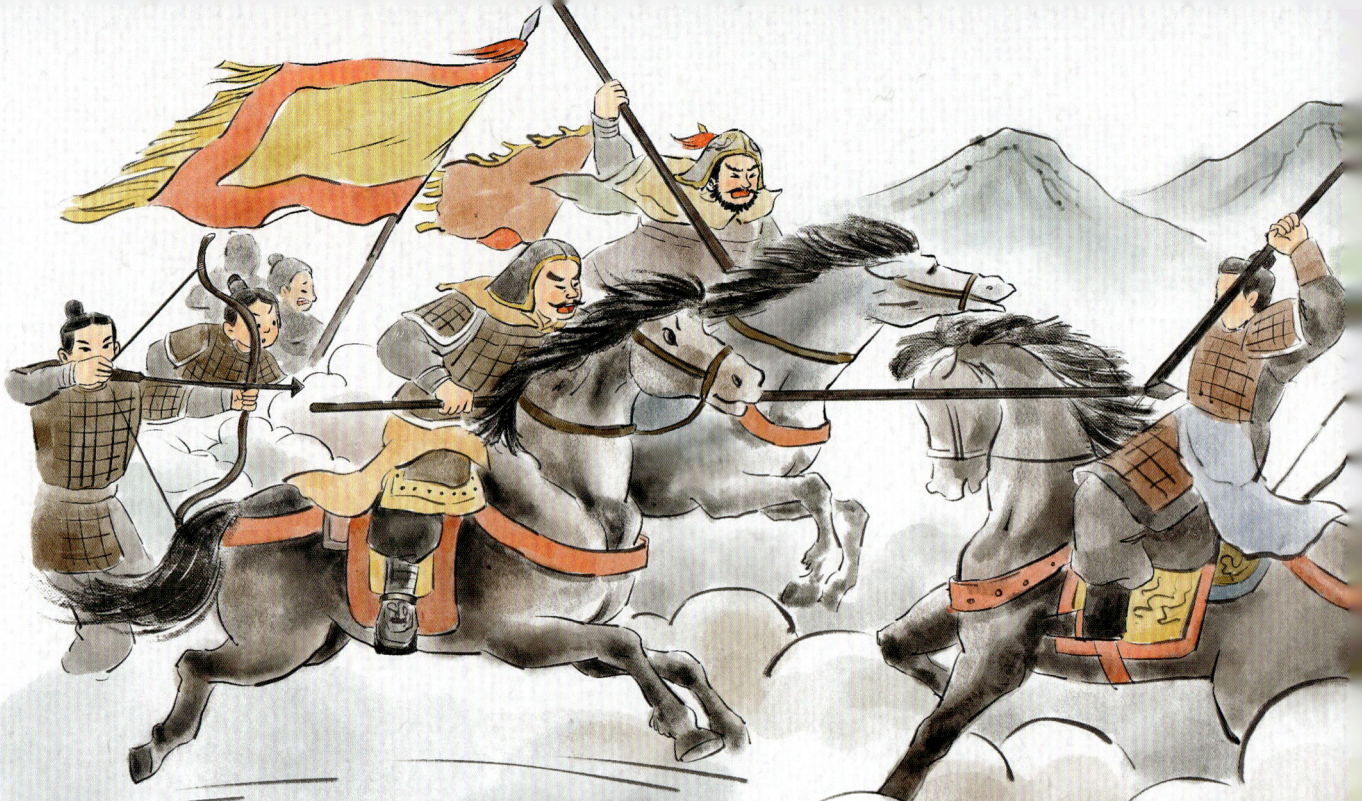

扁鹊

春秋战国名医扁鹊，
又名秦越人。
奠定中医学切脉诊断方法。

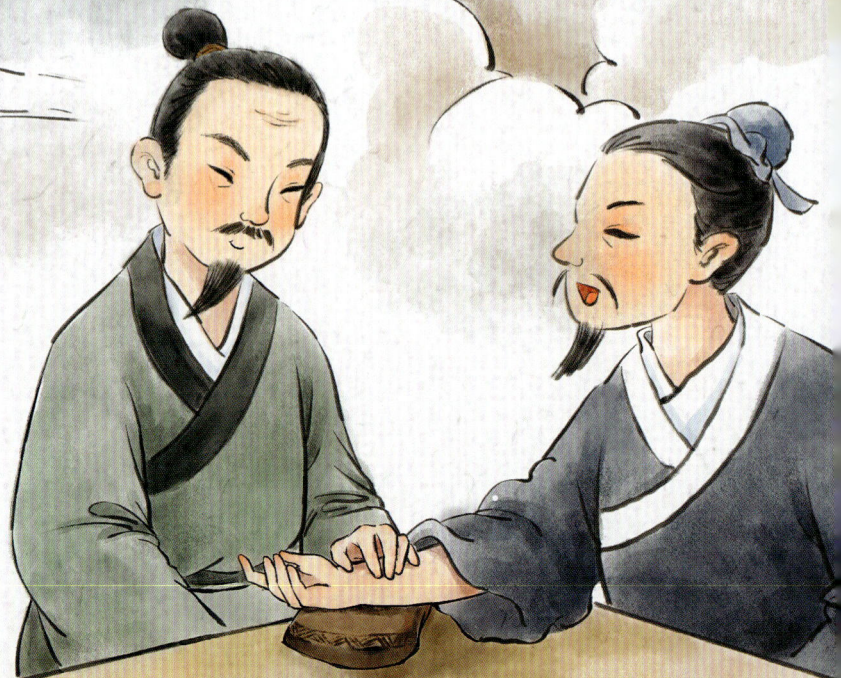

别开玩笑，
我身体棒着呢！

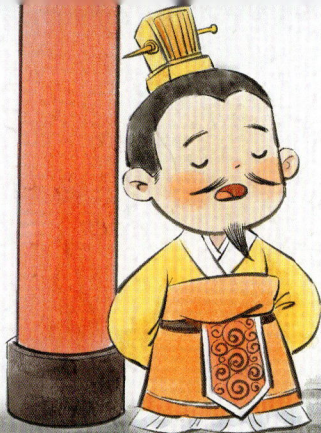

大王，我瞧您面色有恙，
现在只是在腠理，
这是小病，需要治疗！

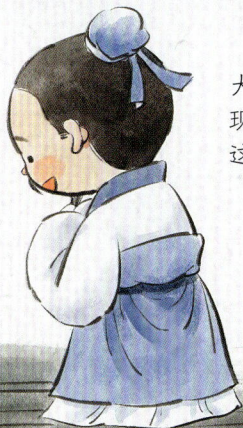

大王，您的病已经
发展到肠胃里了，
现在积极治疗，
还来得及！

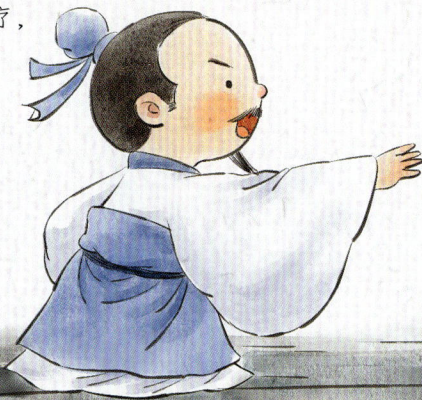

我说了，
我没有病，
你退下吧！

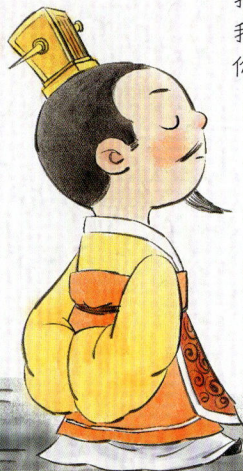

现在大王的病已深入骨髓，
我已无能为力了。

你为什么见到大王
扭头就走啊！

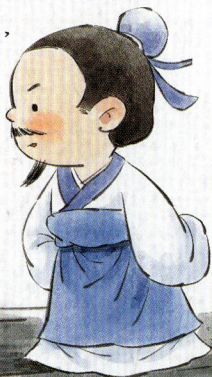

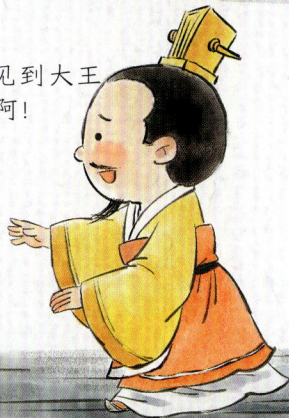

扁鹊见蔡桓公的故事

5

张仲景

东汉末著名医学家张仲景，
著《伤寒杂病论》，
确立了中医辨证论治的基本法则。

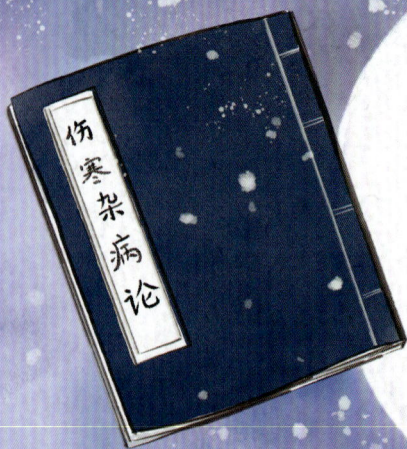

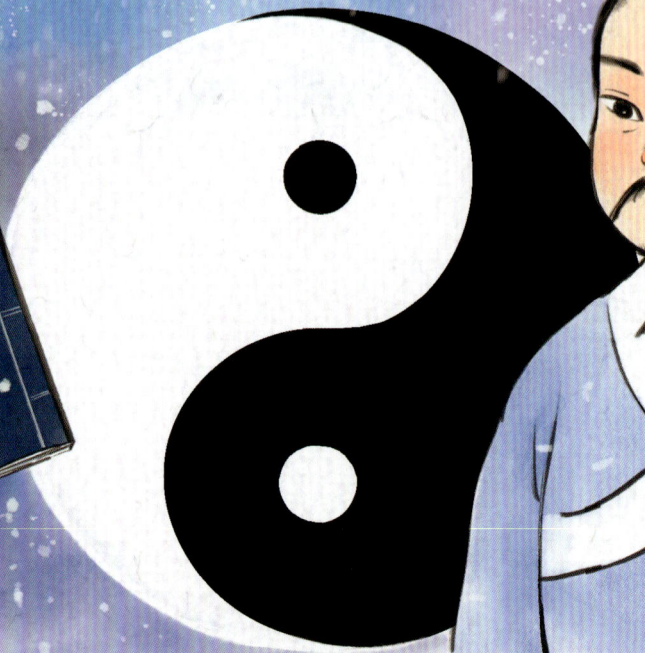

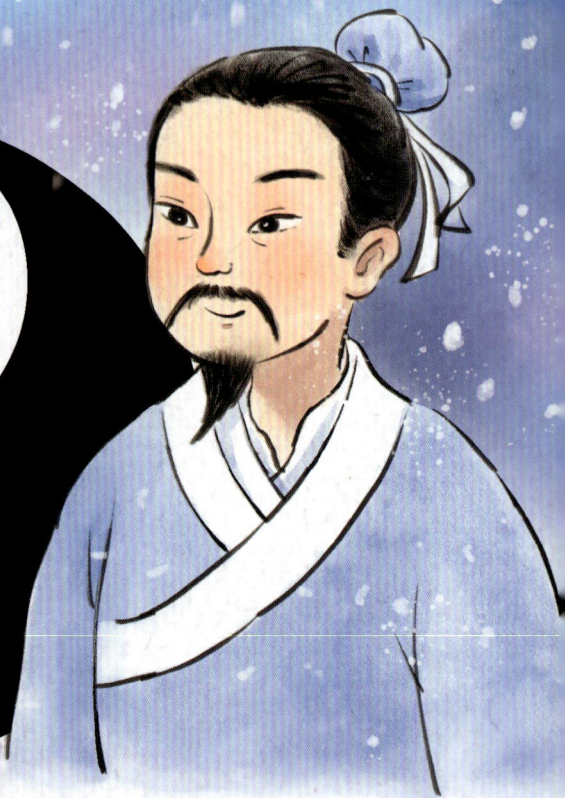

伤寒杂病论

华佗刮骨疗伤

华佗 三国时著名外科学家，发明麻药"麻沸散"，创立健身体操"五禽戏"。

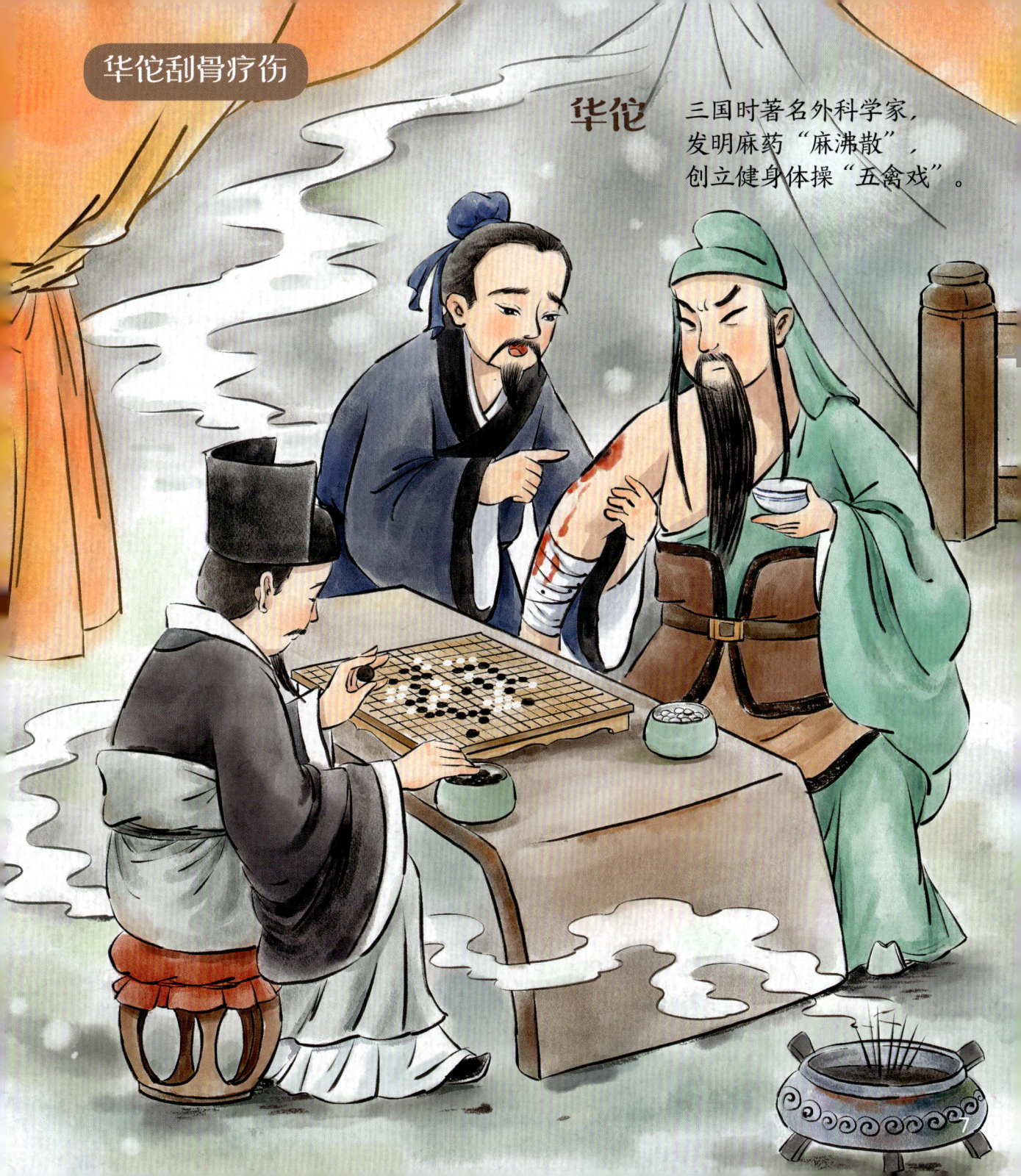

华佗 · 五禽戏

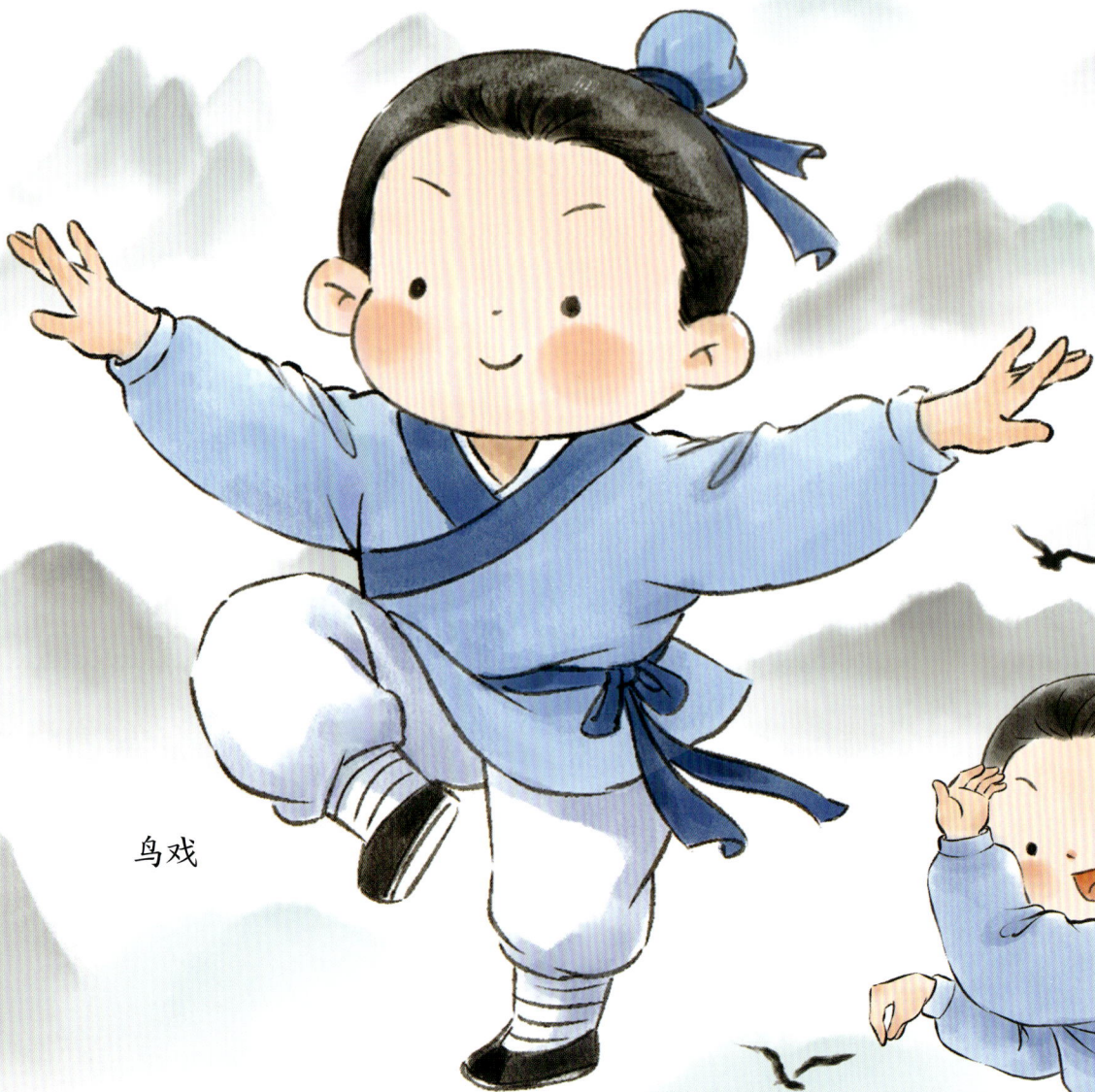

鸟戏

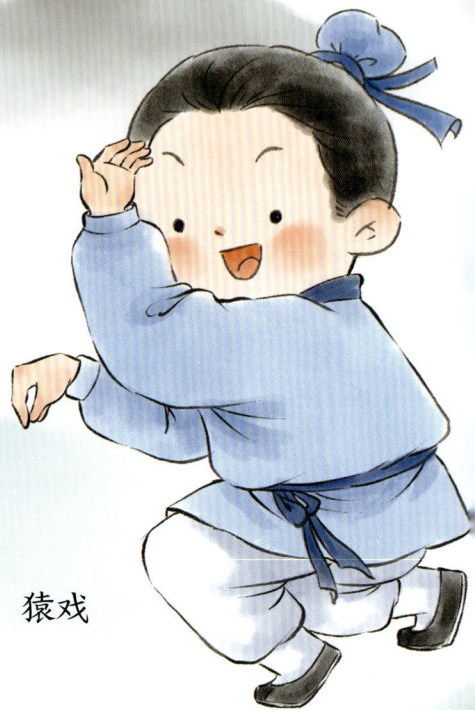

猿戏

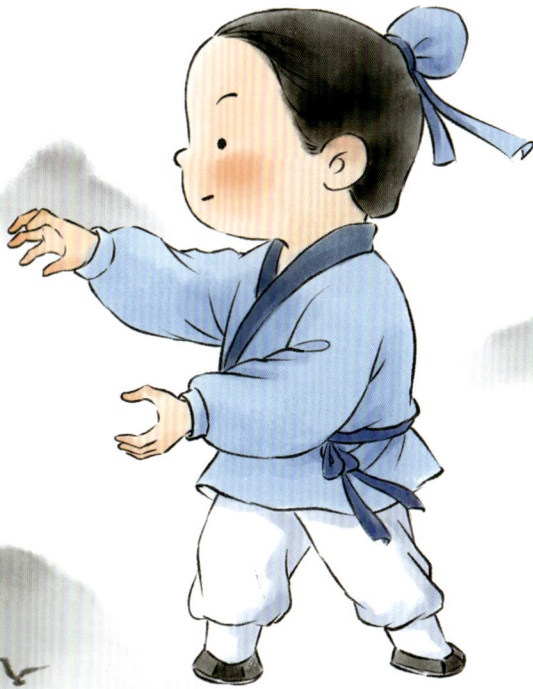

虎戏

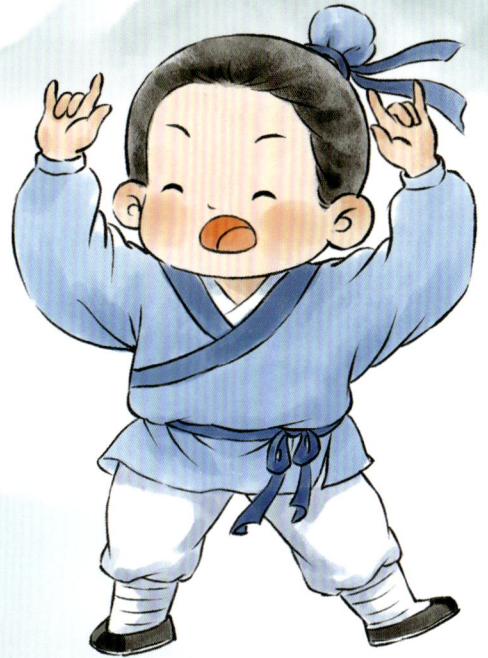

鹿戏

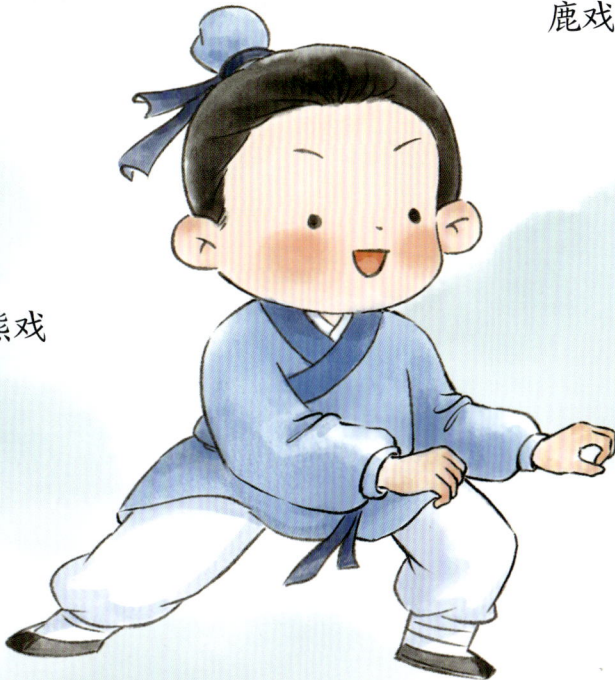

熊戏

9

董奉

东汉末年至三国时期名医董奉，
是杏林精神创始人。

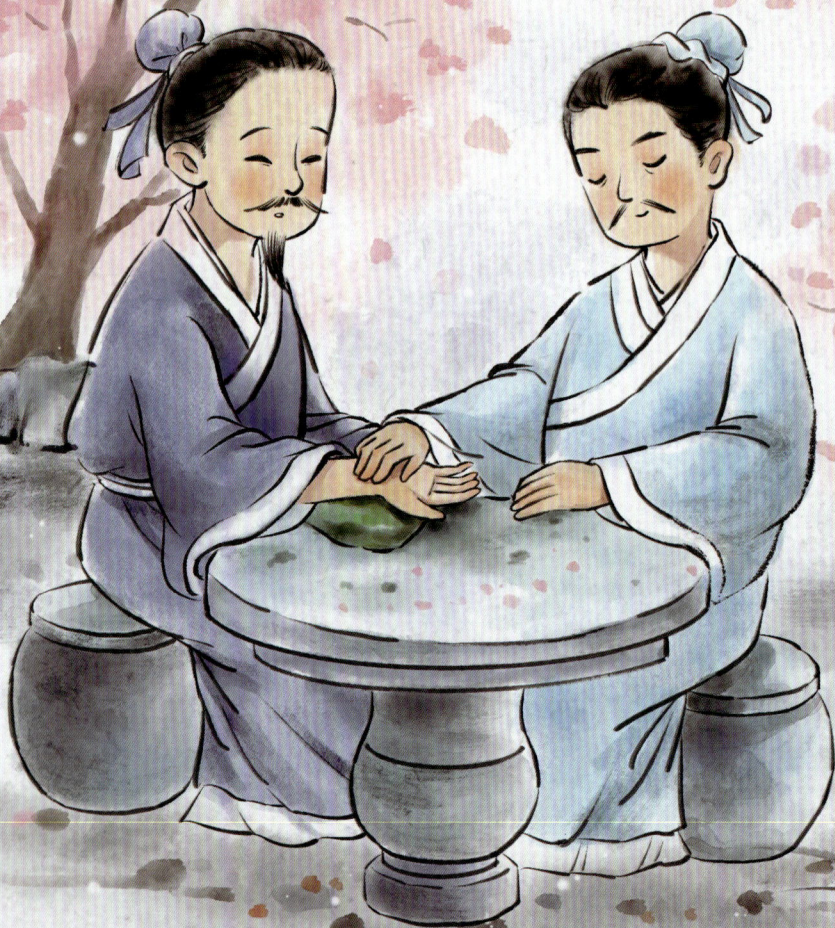

《针灸甲乙经》

魏晋间皇甫谧撰，
为中国现存最早的一部
针灸学专著。

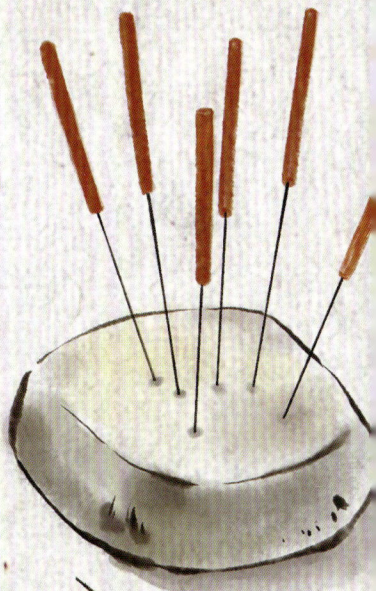

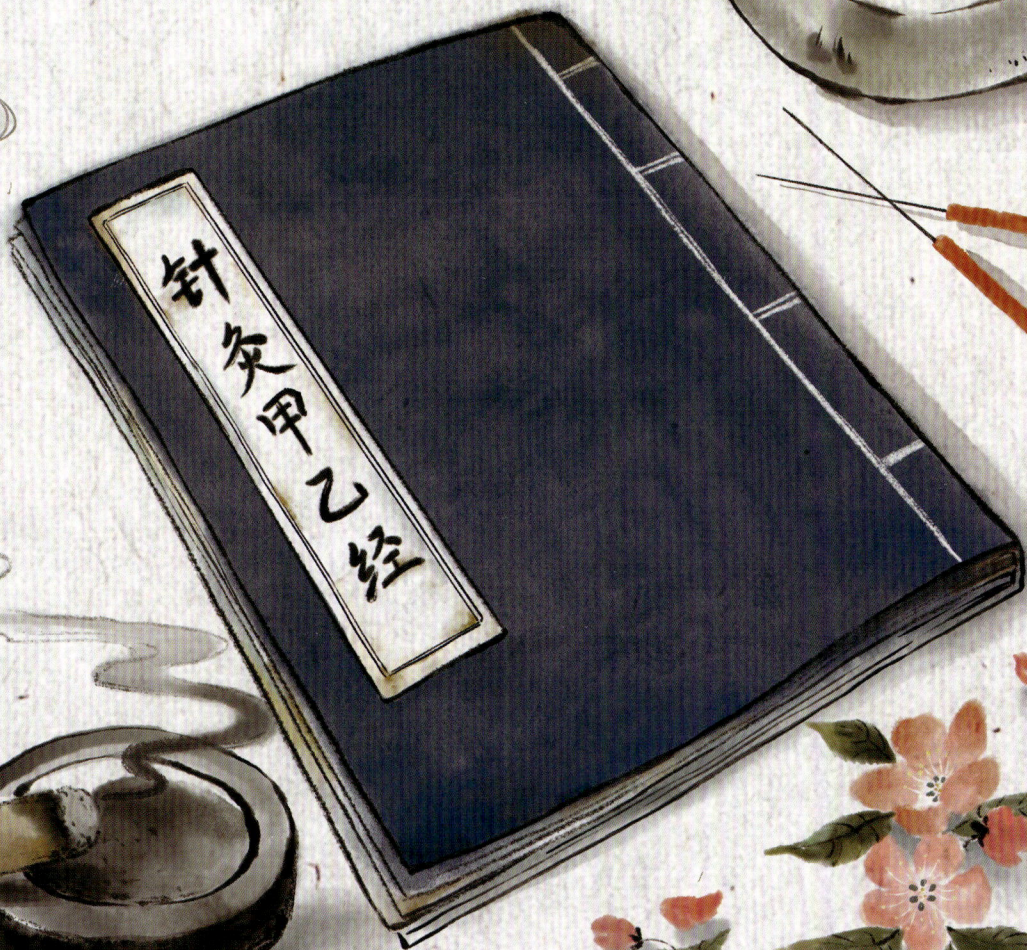

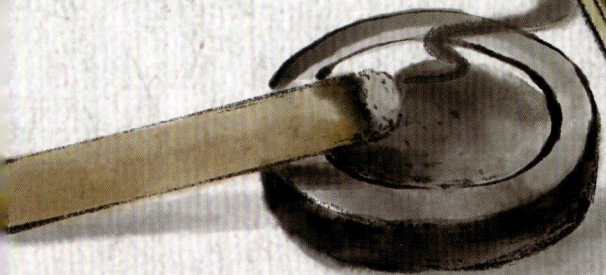

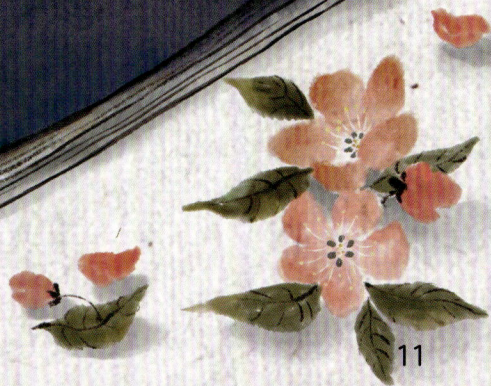

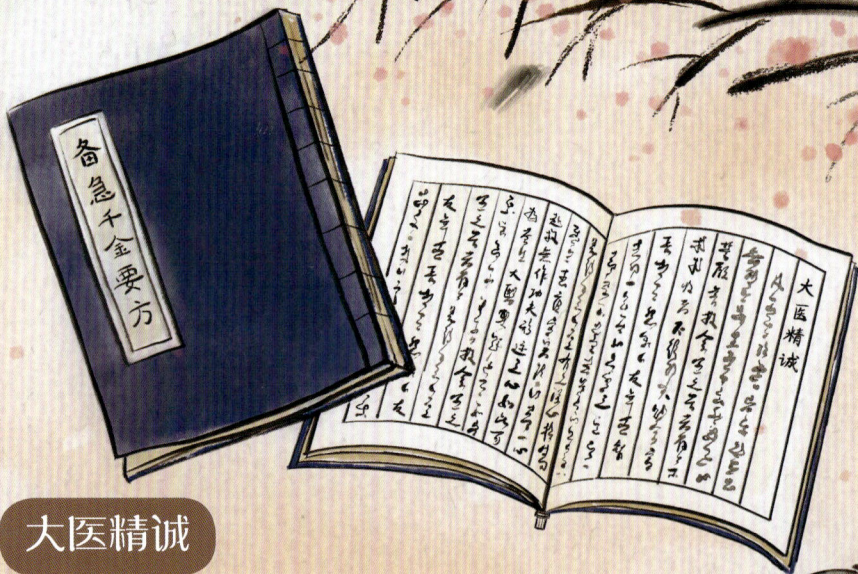

大医精诚

孙思邈

唐代医药学家孙思邈，被人尊为"药王"。所著《备急千金要方》中第一卷《大医精诚》是论述医德的重要文献，为医生必读的书。

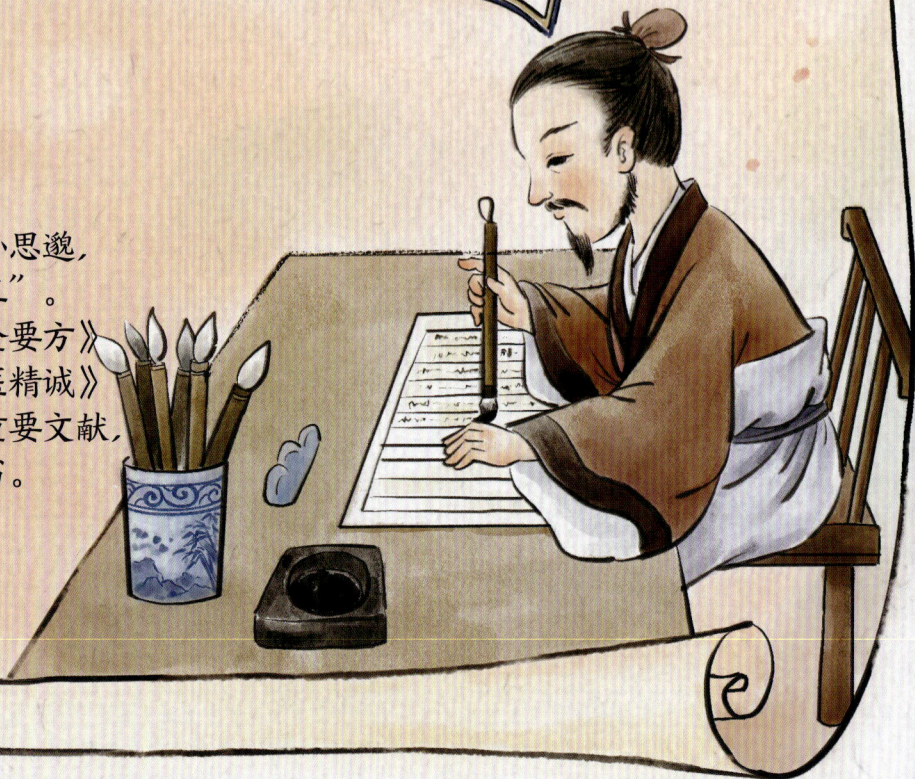

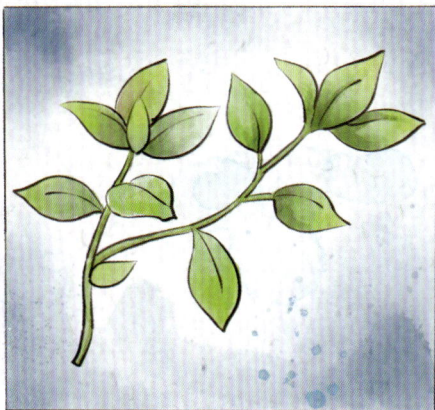

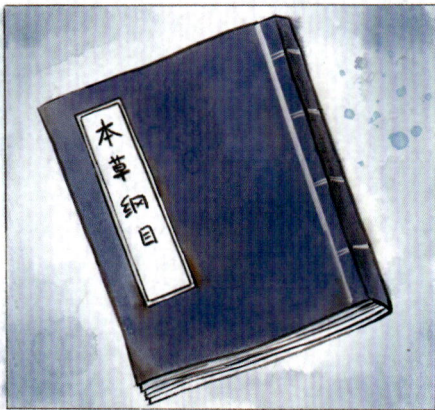

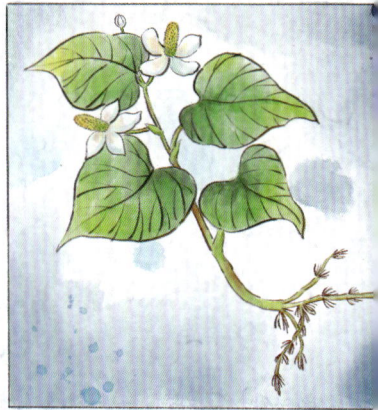

李时珍

明代著名中医药学家李时珍编撰的《本草纲目》是我国中医药发展史上的一座丰碑，改进了传统的药物分类法，为我国乃至世界自然科学的进步作出了重要贡献。

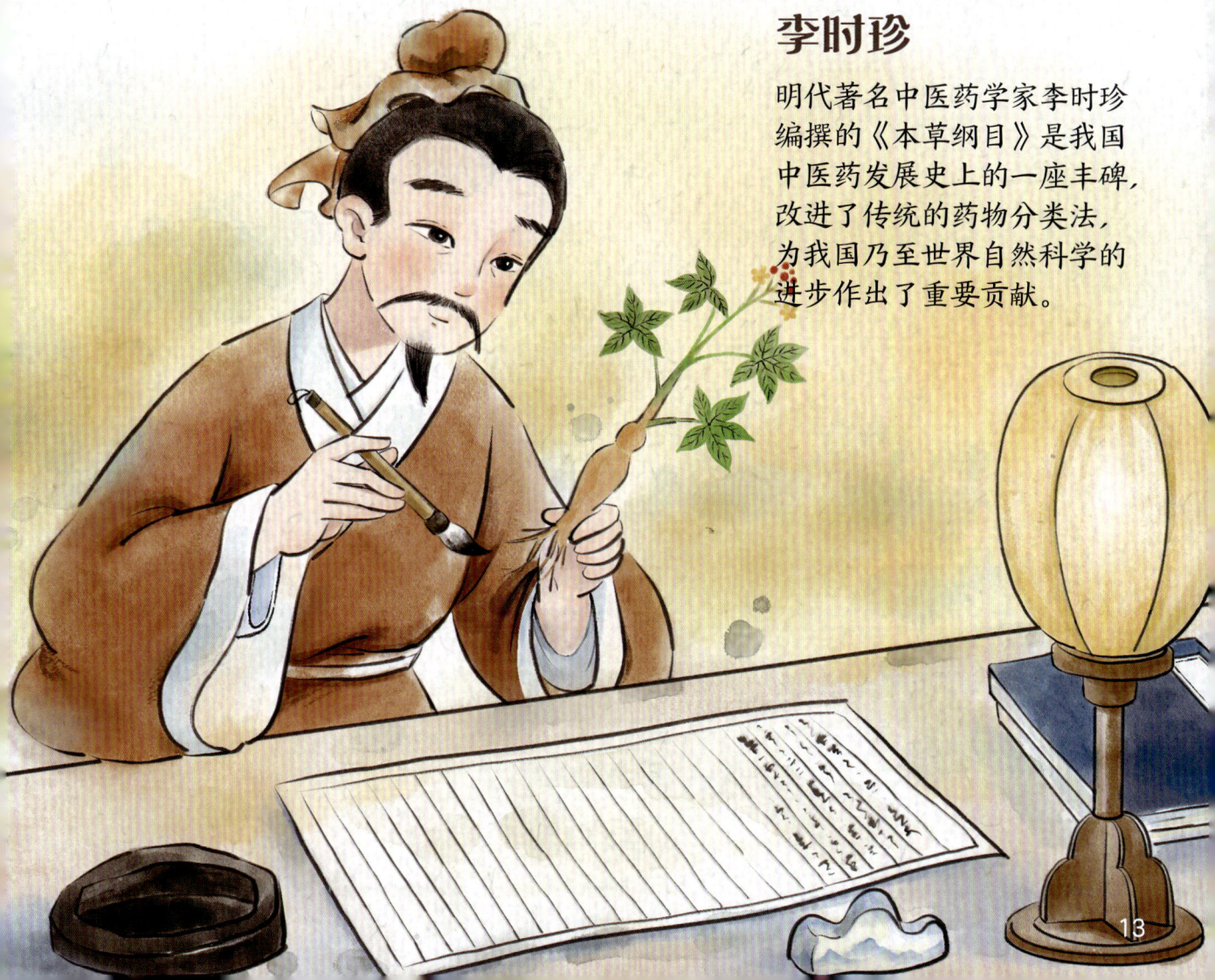

叶天士

清代杰出的医学家叶天士，苏州人，故居在渡僧桥下塘街，温病学派的主要代表人物之一，著《温热论》。温病学说在中医发展史上具有划时代的意义。

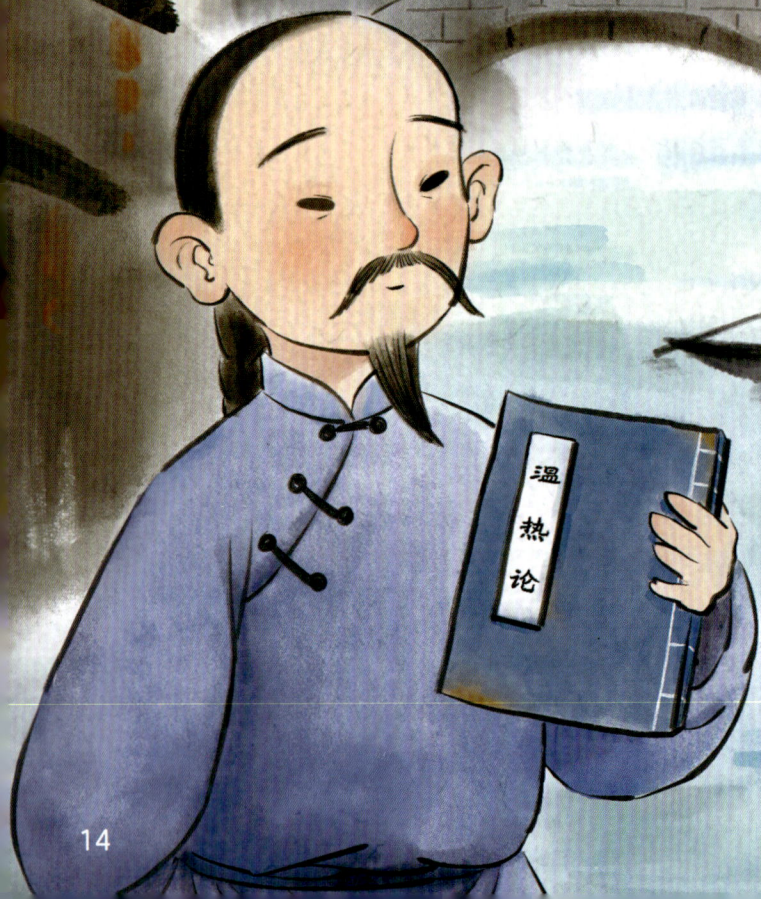

温热论

二、传统中医治病方法

中药常用剂型

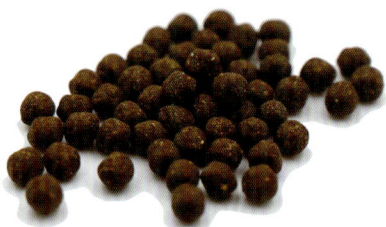

丸

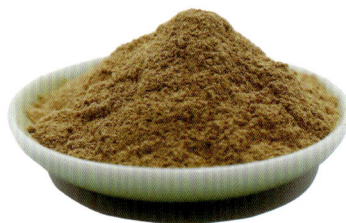

散

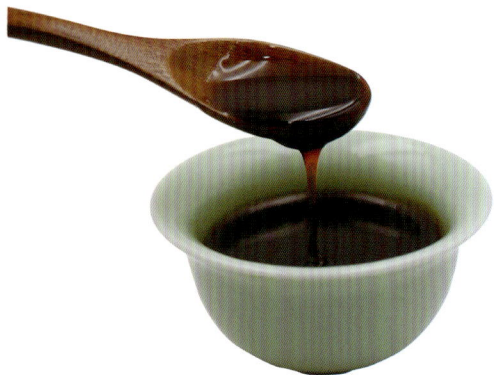

膏

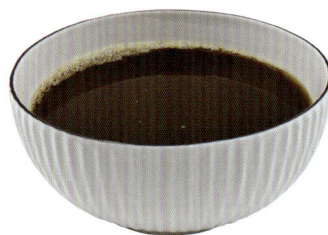

汤

艾灸

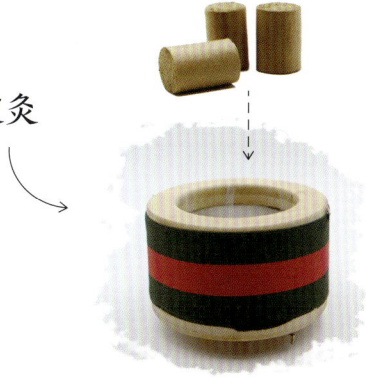

针刺

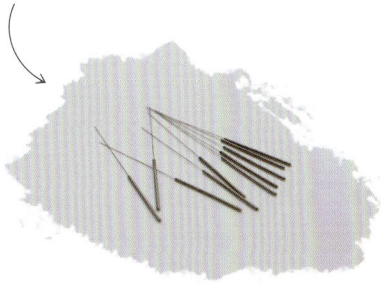

膏药

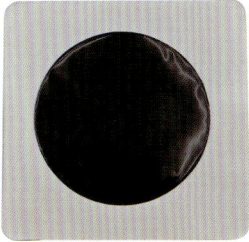

拔火罐

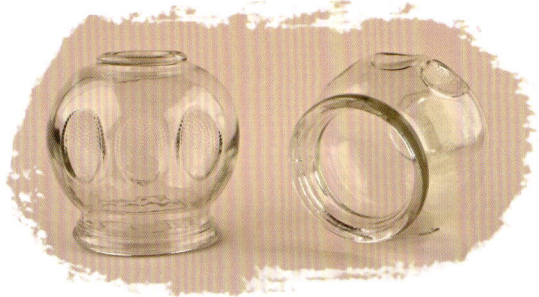

刮痧

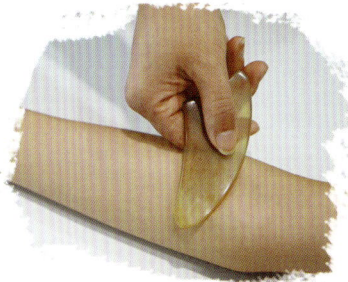

三、古代中医诊所

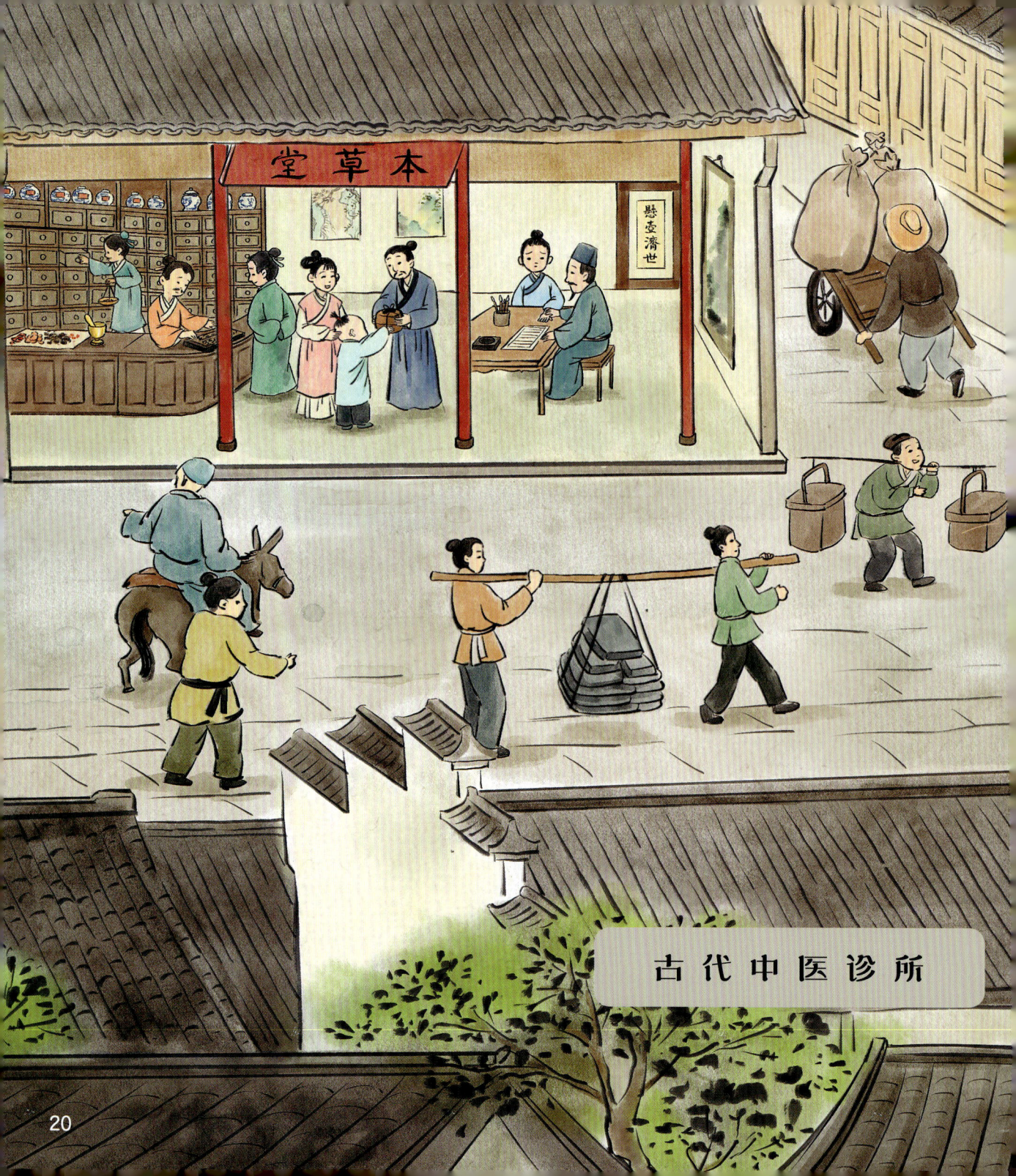

本草堂

懸壺濟世

古代中医诊所

20

四、传统药店

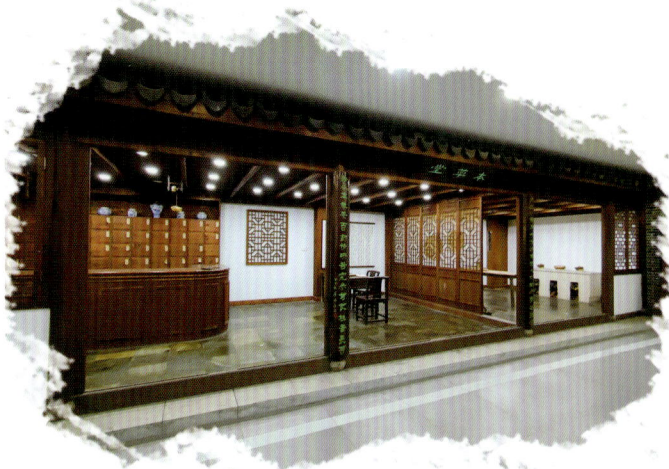

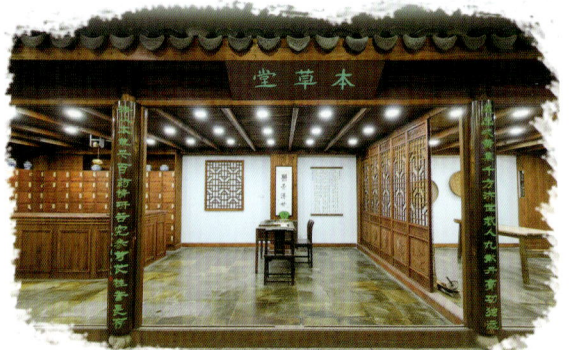

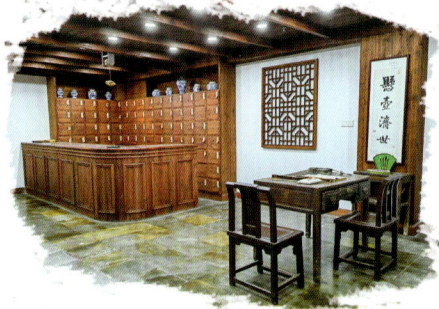

传统药店

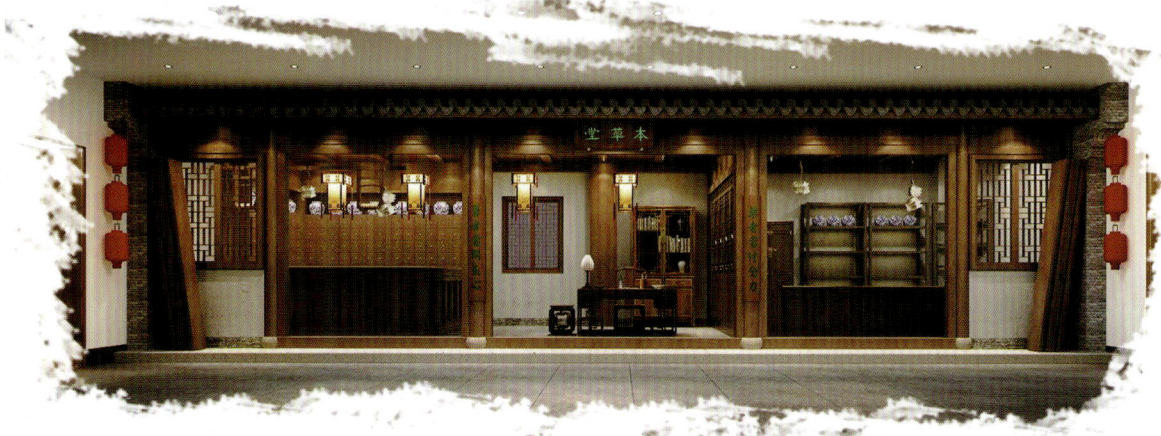

五、传统制药方法

拣药

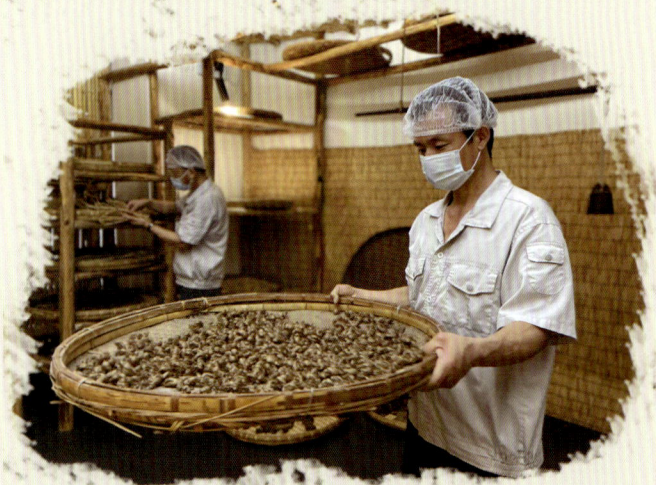

磨药

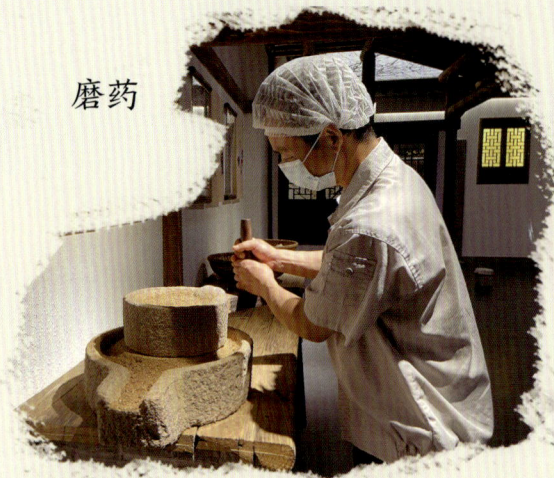

碾药

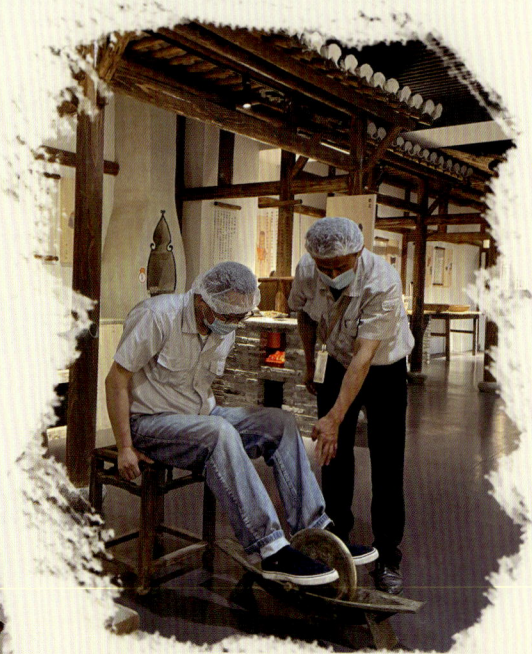

切药

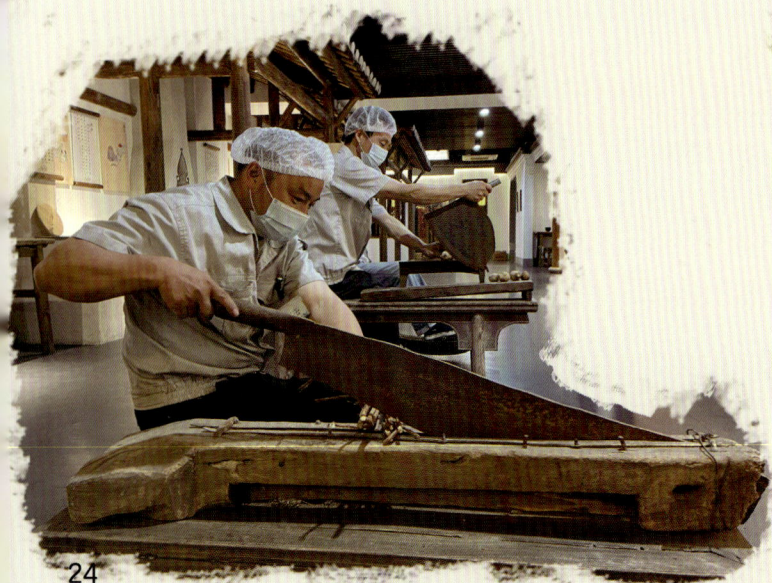

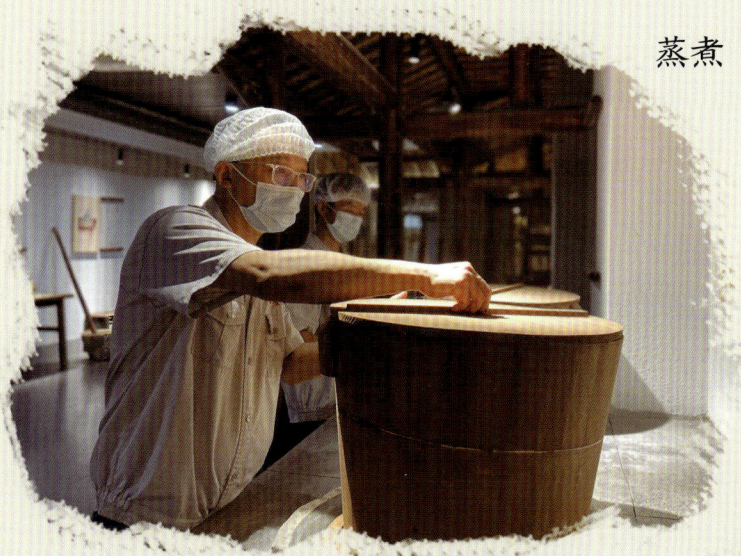

蒸煮

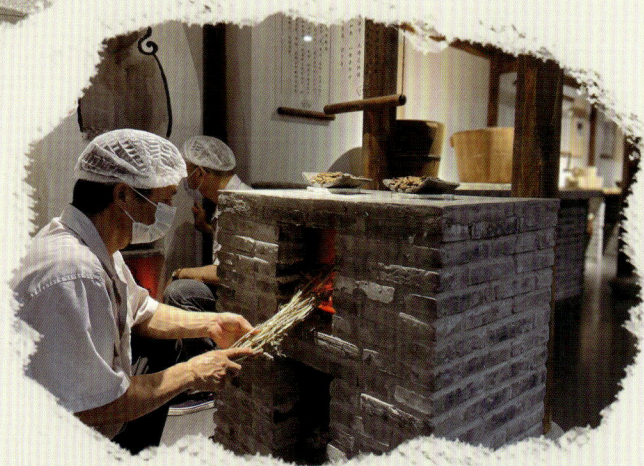

煨药

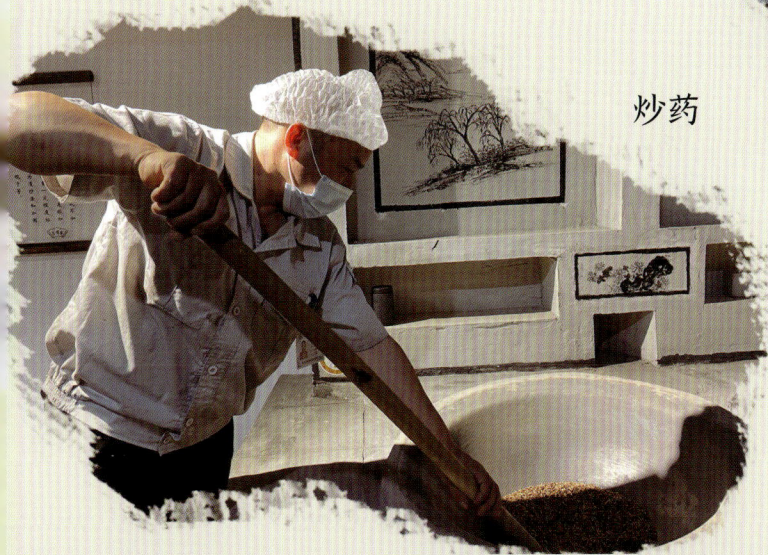

炒药

六、中医药对人类的贡献

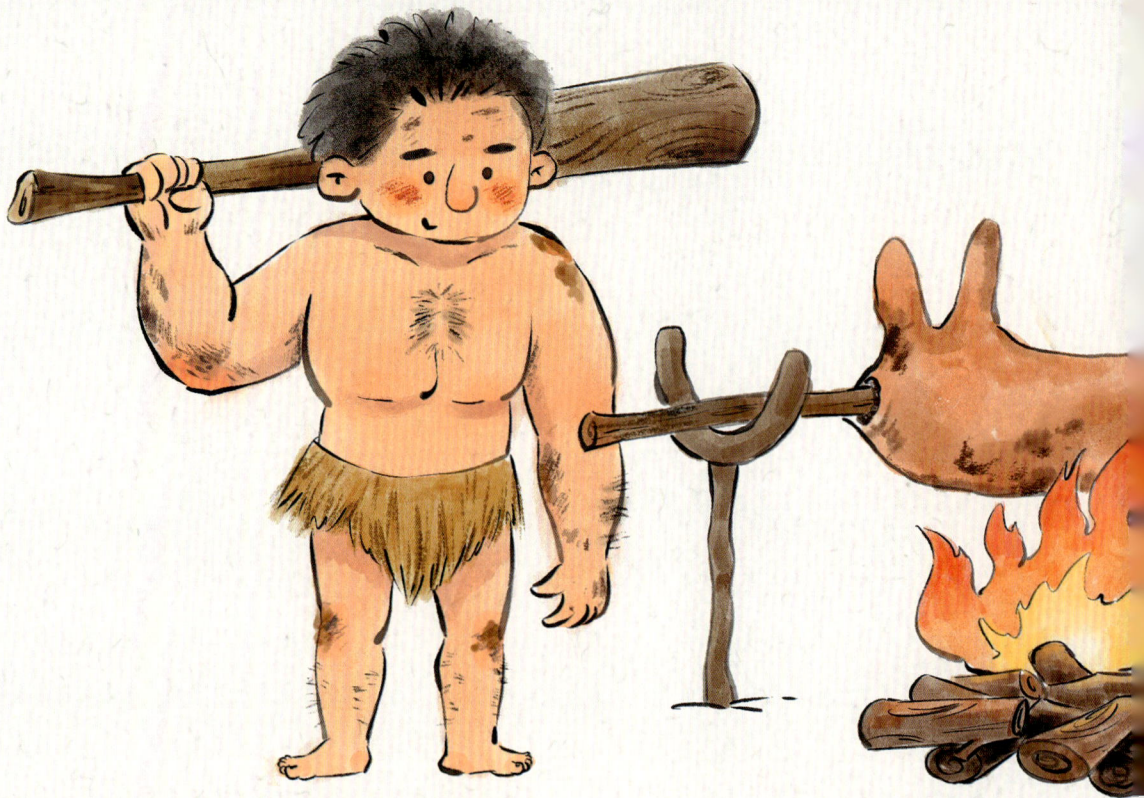

中医药为炎黄子孙的健康和繁衍
作出了不可磨灭的贡献

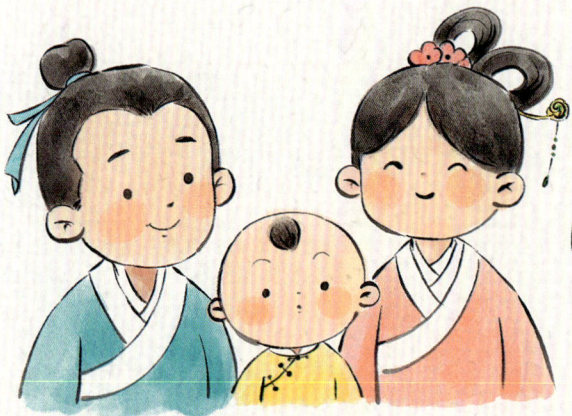

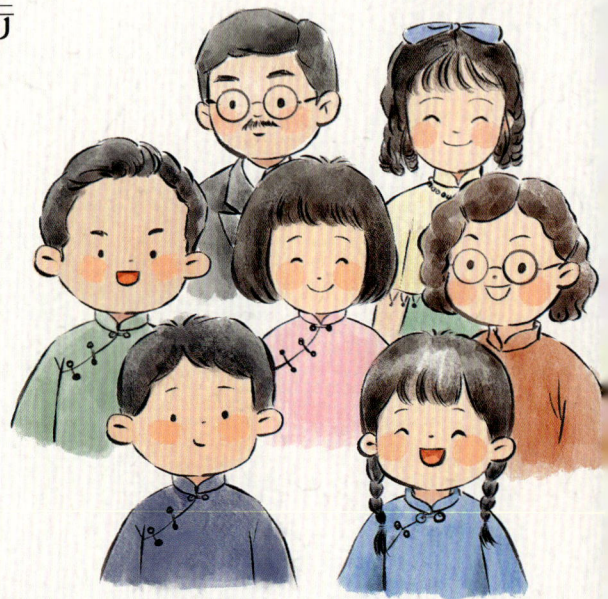

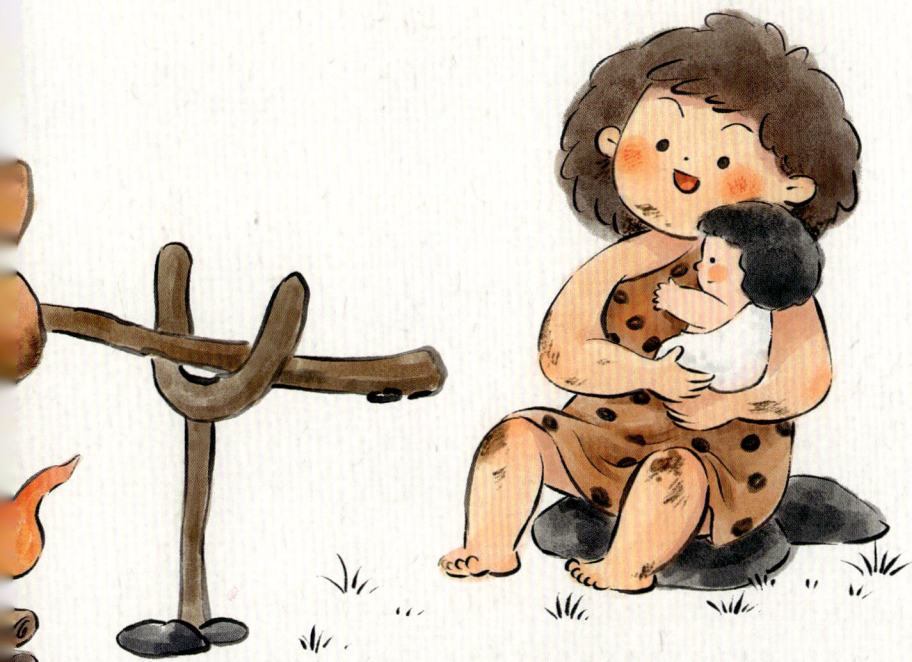

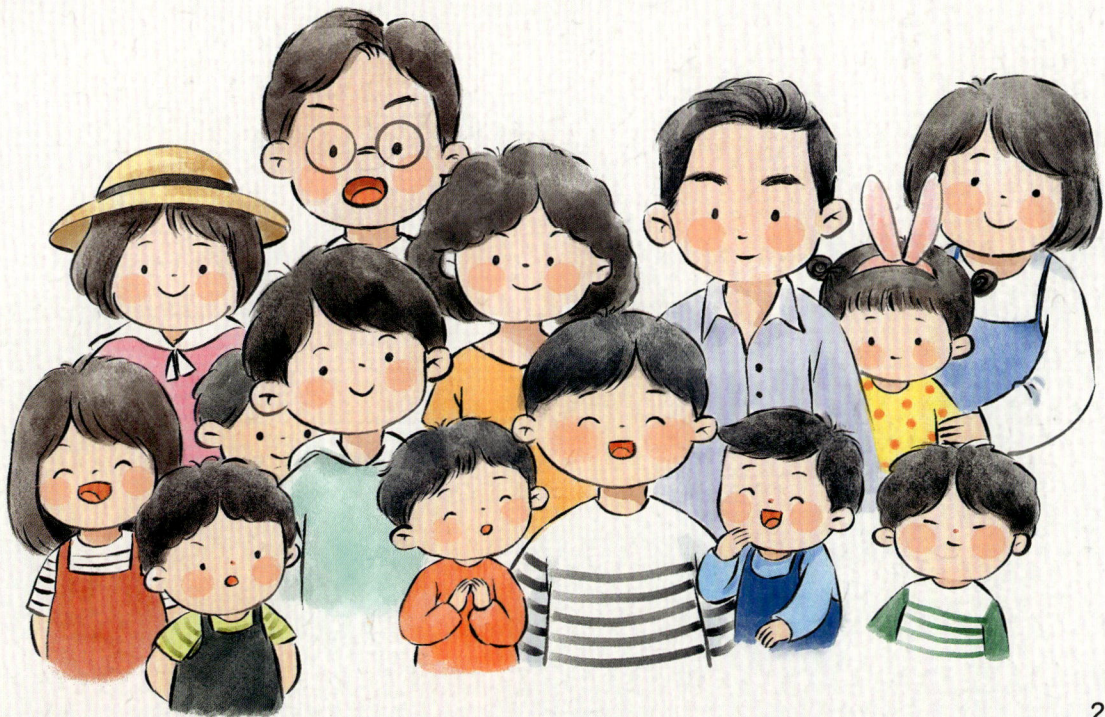

中医药为全世界人类作出贡献

屠呦呦因青蒿素的发现而获诺贝尔生理学或医学奖。

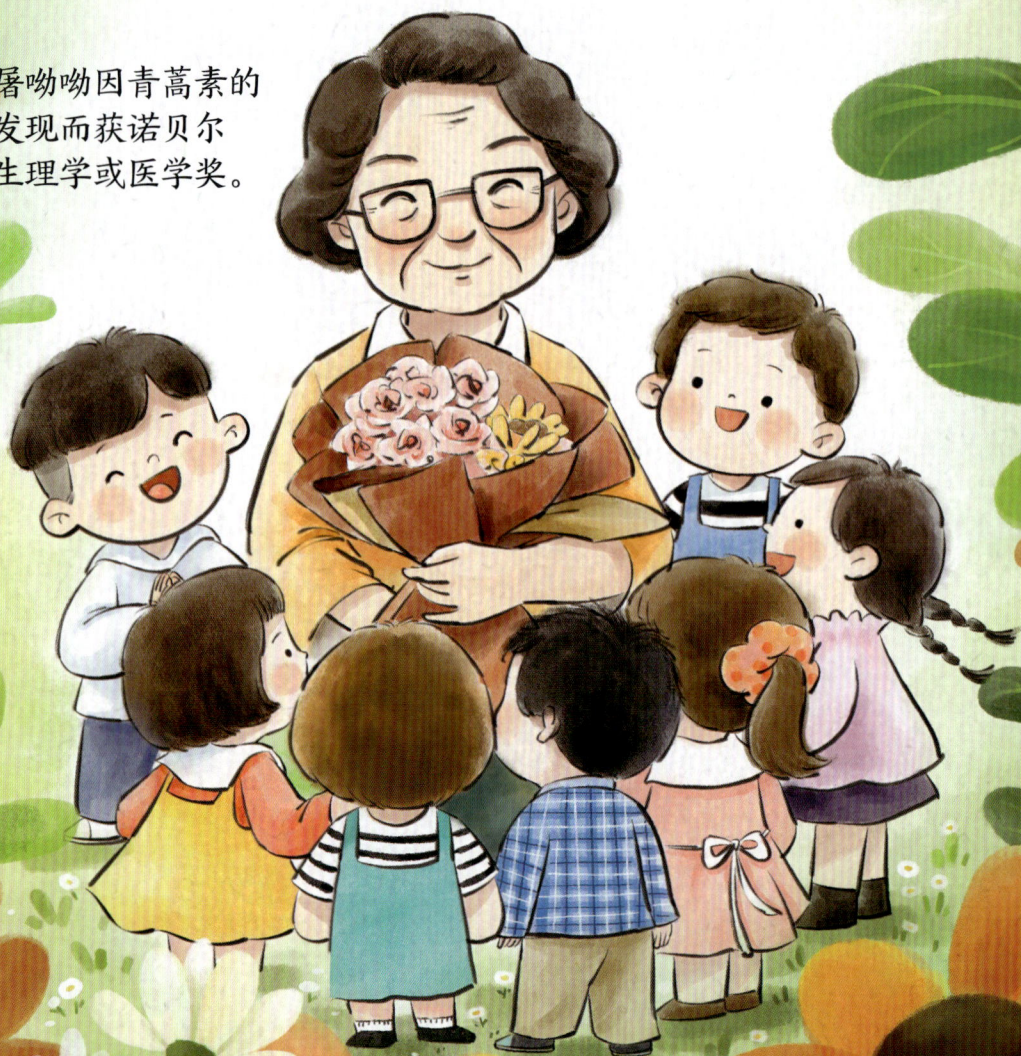

七、中药介绍

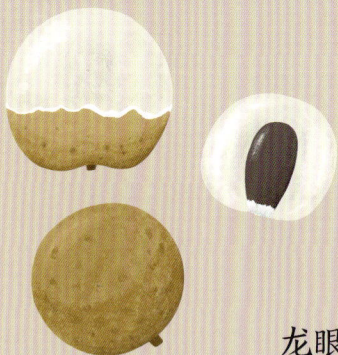

龙眼可以健脾胃。

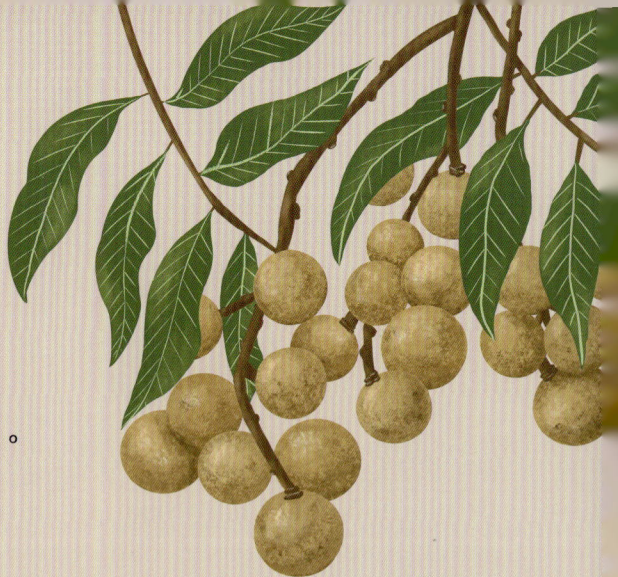

龙眼（桂圆）

柚子

柚子可以健脾、润肺、
补血、清肠通便。

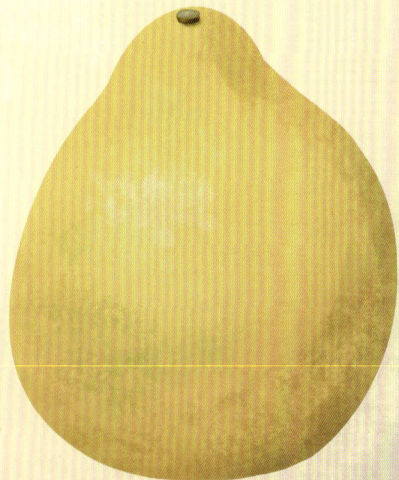

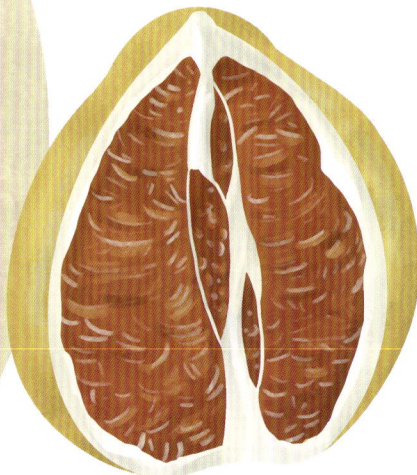

柚子酸酸甜甜的可好吃了！

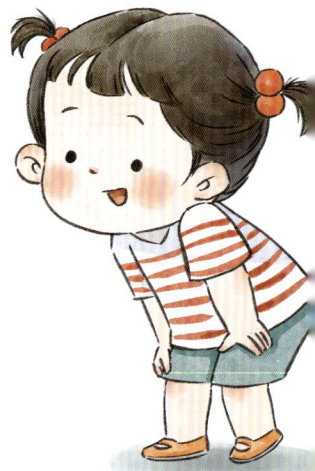

宣木瓜

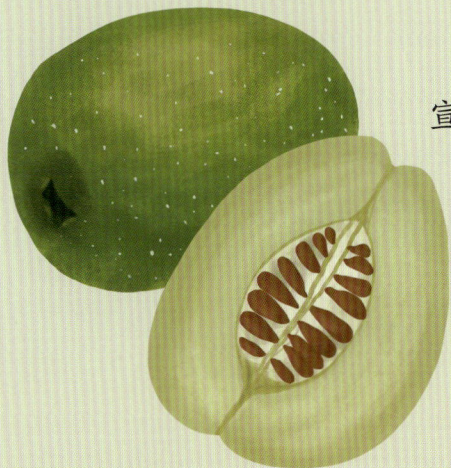

宣木瓜可以舒筋活络。

宣木瓜具有很高的药用价值。

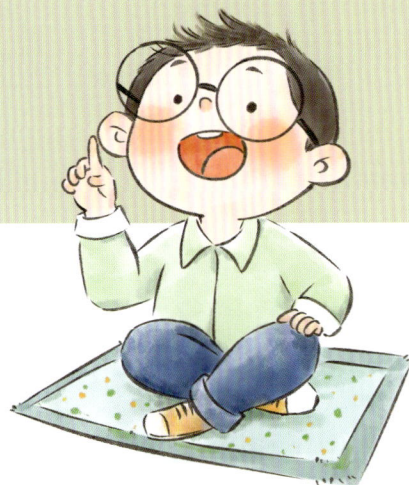

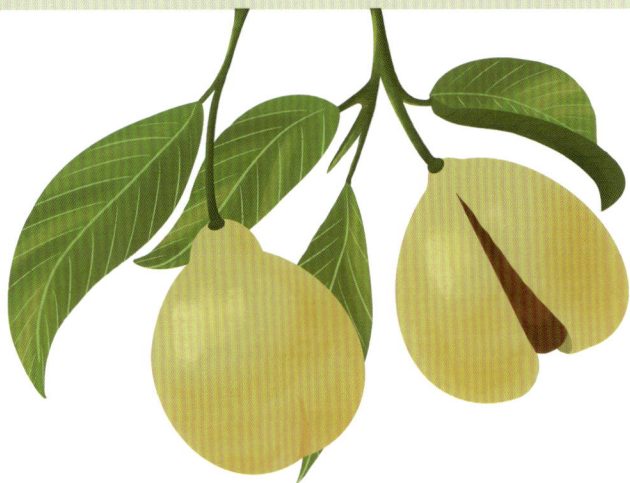

肉豆蔻

肉豆蔻可以止泻。

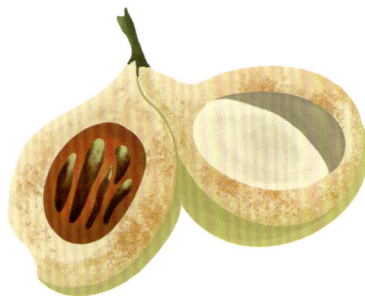

山药

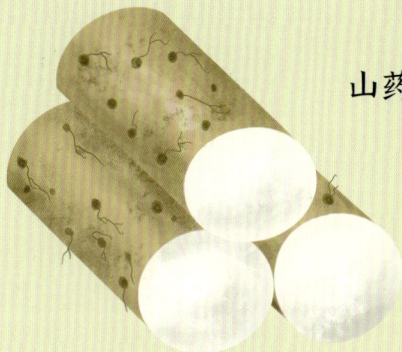

山药可以补脾养胃。

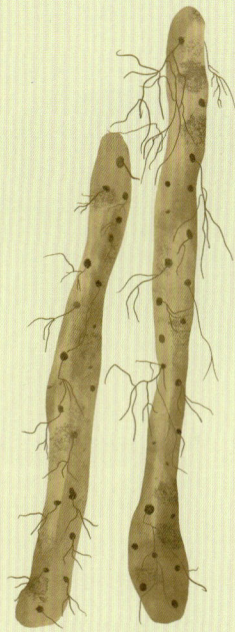

牡蛎

牡蛎全身都是宝！

牡蛎肉可以治疗失眠，
牡蛎壳可以治疗盗汗。

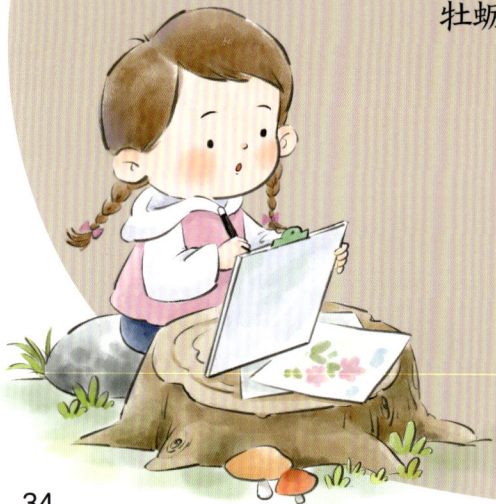

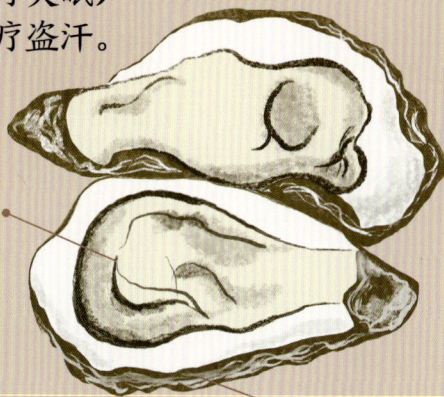

牡蛎肉

牡蛎壳

肉桂

肉桂可以散寒止痛。

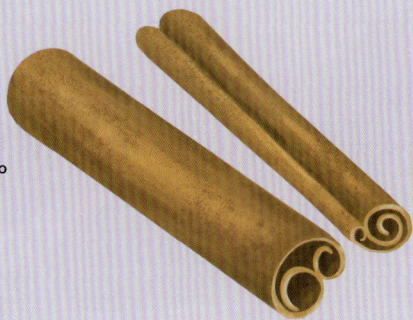

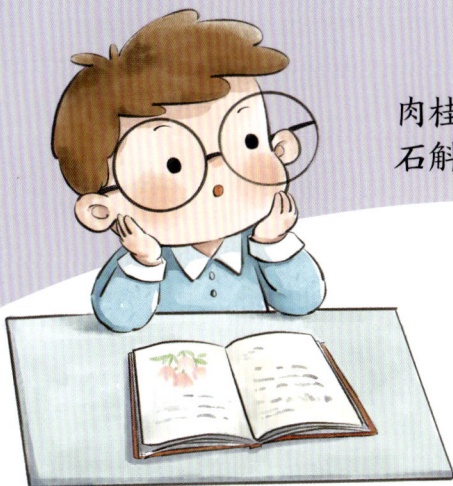

肉桂的药用部位是它的树皮，石斛的药用部位是它的茎部。

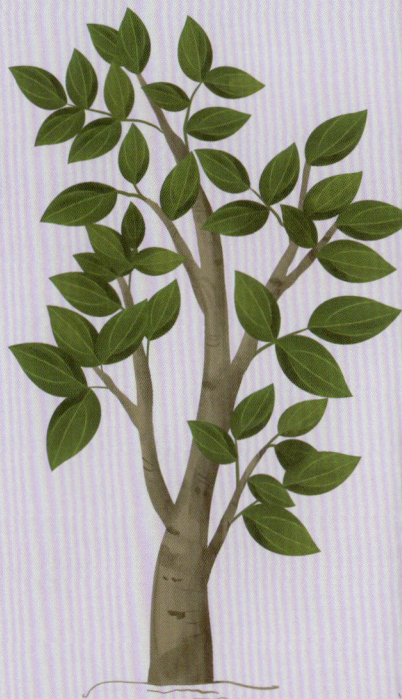

石斛

石斛可以益胃生津。

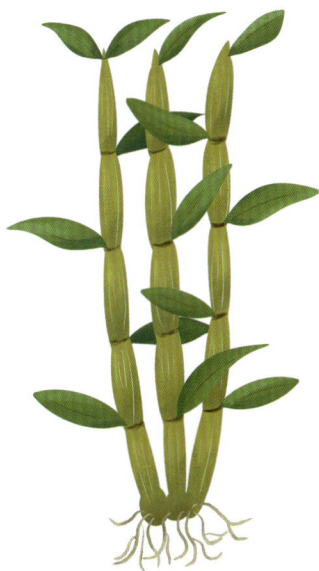

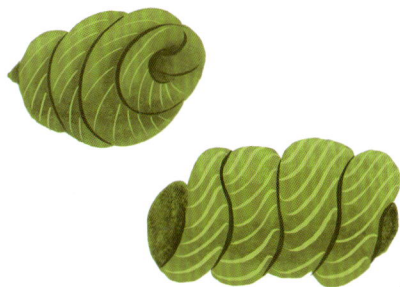

黑胡椒

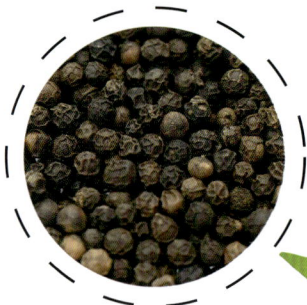

黑胡椒有抑菌的作用，可以治疗消化不良。

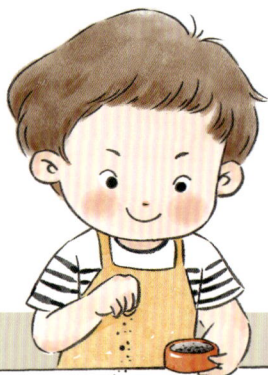

花椒和黑胡椒都是我们常见的调味品！

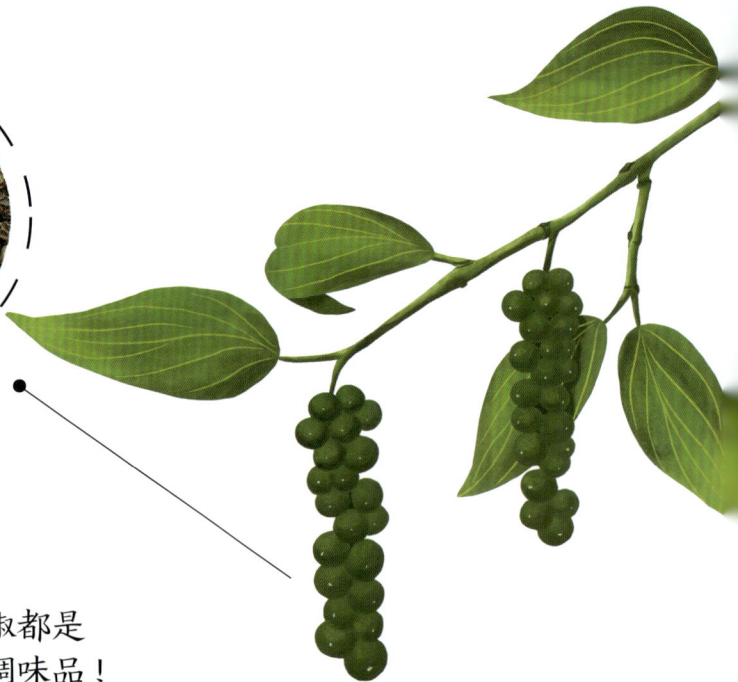

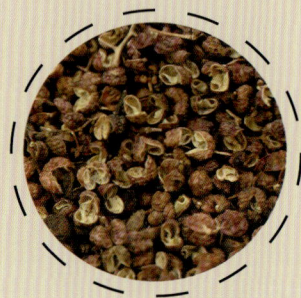

花椒

花椒可以止痛，还可以用它来杀虫。

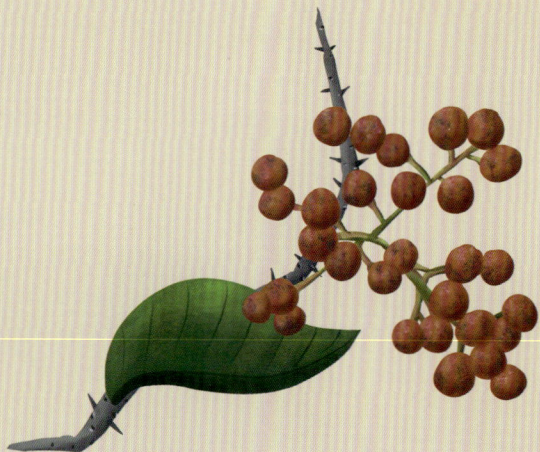

鸡内金

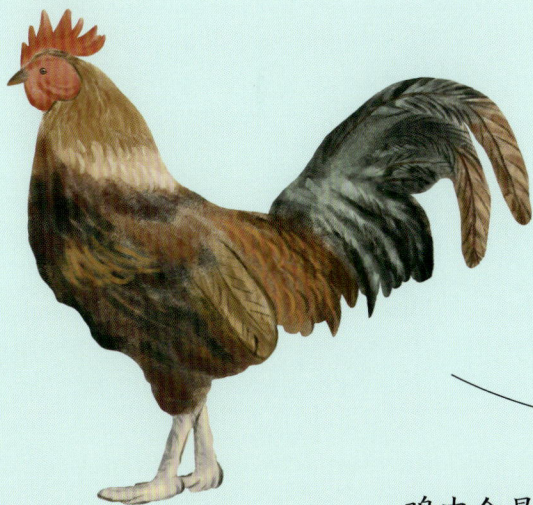

鸡内金可以健胃消食，治疗呕吐。

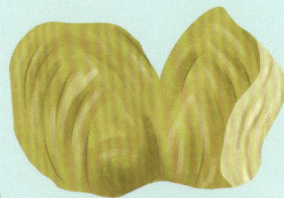

鸡内金是鸡胃里的黄色内皮。

乌梢蛇

乌梢蛇可以通经络，治疗风湿痹证。

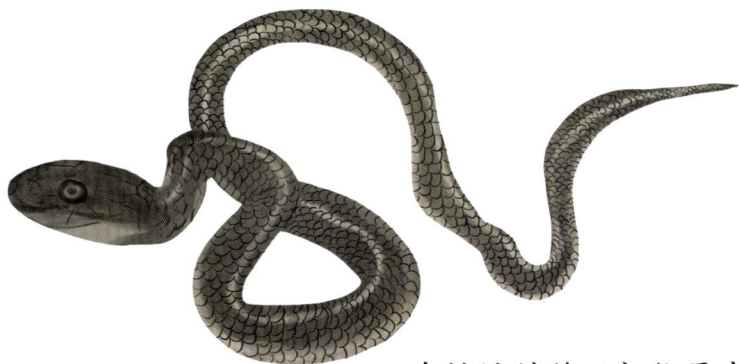

哇！好可怕的蛇也是中药啊！

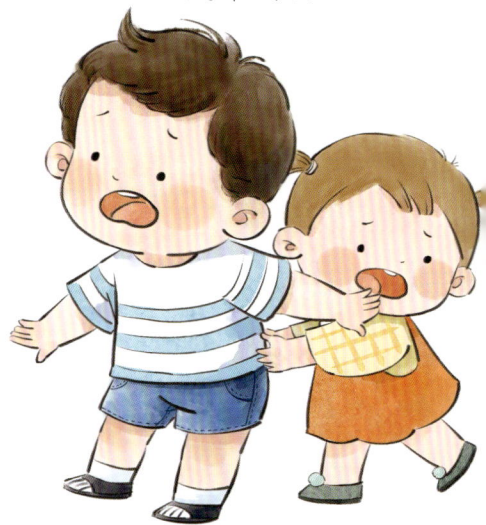

乌梢蛇的药用部位是去除内脏及蛇皮后的全体。

荷叶

荷叶可以化湿。

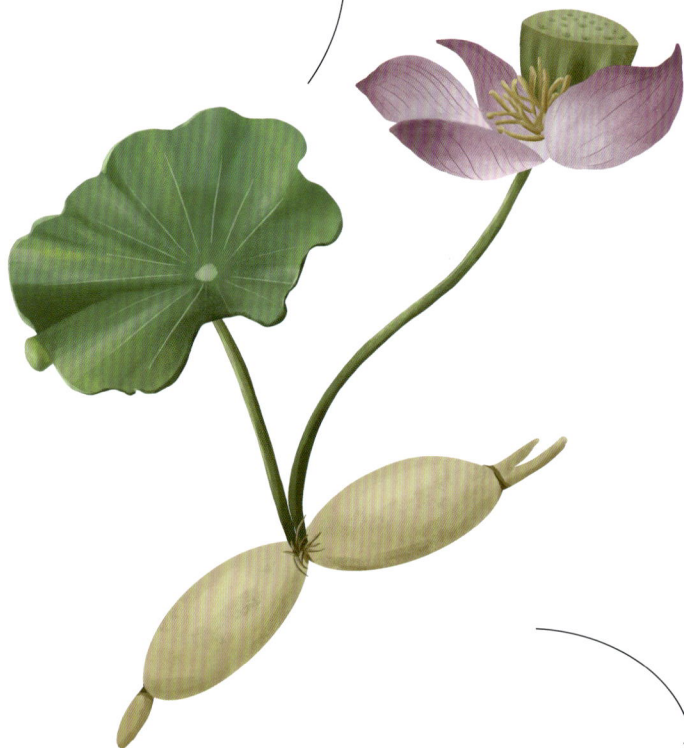

莲子

莲子可以补脾，
养心安神。

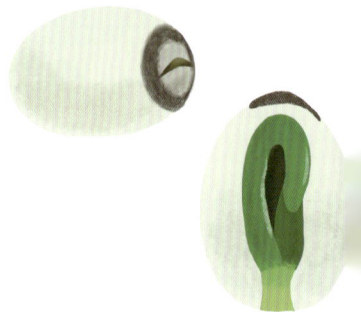

藕节

藕节炭可以止血。

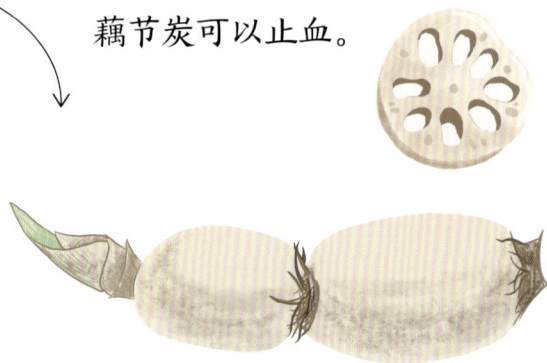

睡莲科植物莲
的身上都是中药！

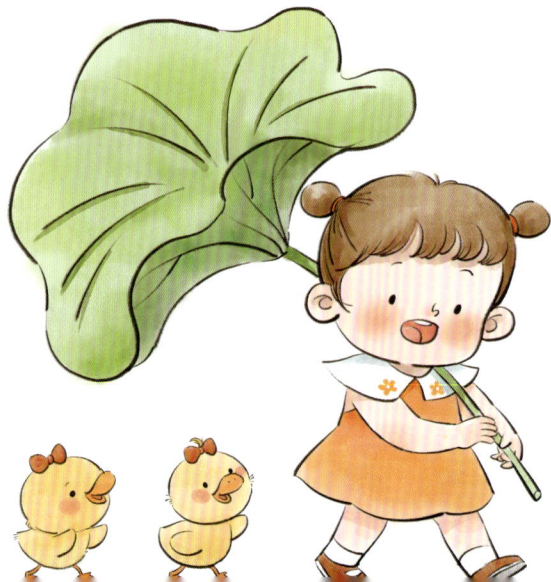

紫芝·

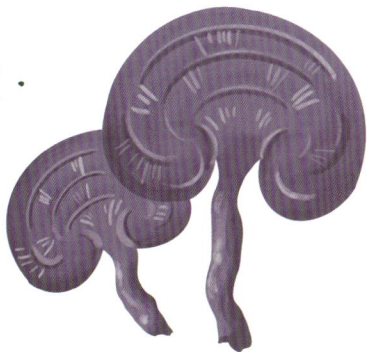

灵芝

灵芝的种类有很多，如白芝、黑芝、黄芝、青芝、紫芝、赤芝等。

灵芝可以安神，治疗失眠。

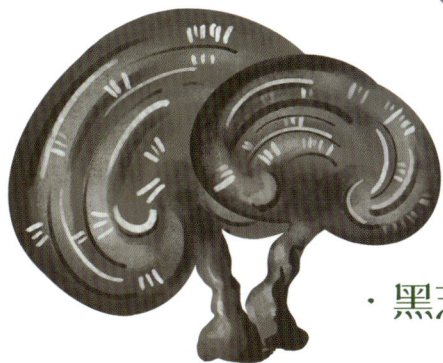

·黑芝

哇！原来灵芝有这么多种类呀！

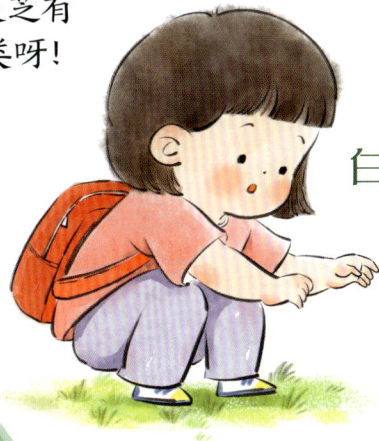

白芝·

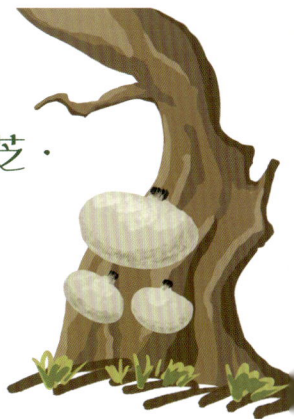

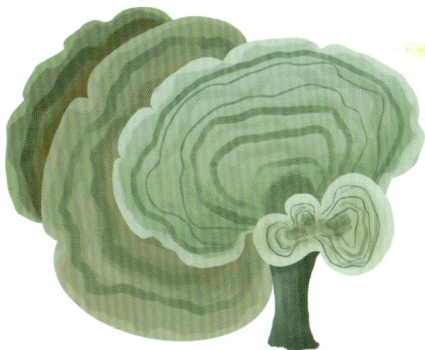

·青芝

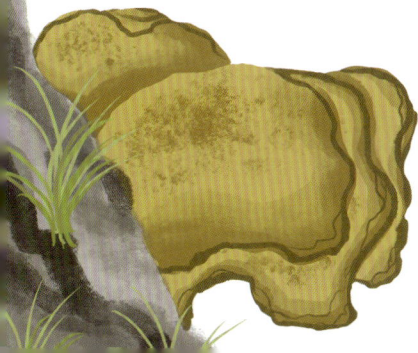

·黄芝

赤芝·

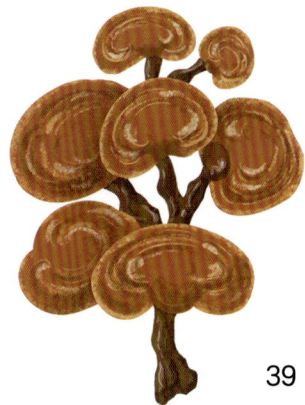

大枣

大枣具有补中益气的功效，可以治疗脾虚证。

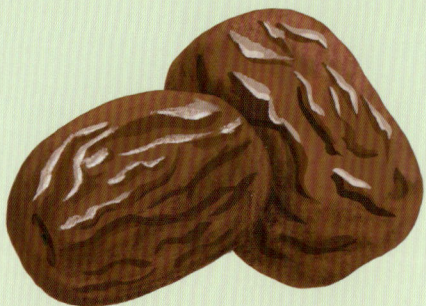

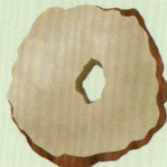

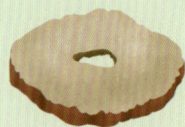

大枣甜甜的特别好吃！

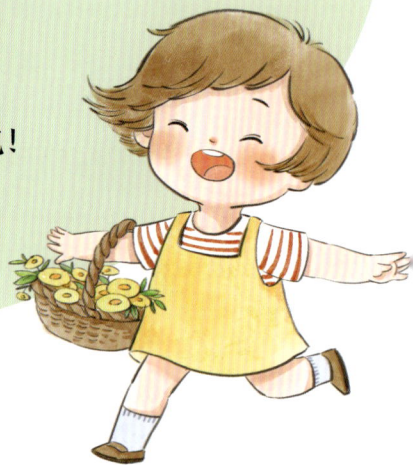

酸枣

酸枣仁

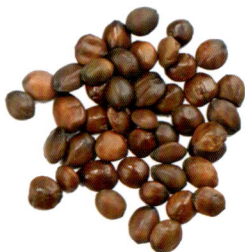

酸枣仁是酸枣的种子，具有宁心安神的功效，可以治疗失眠。

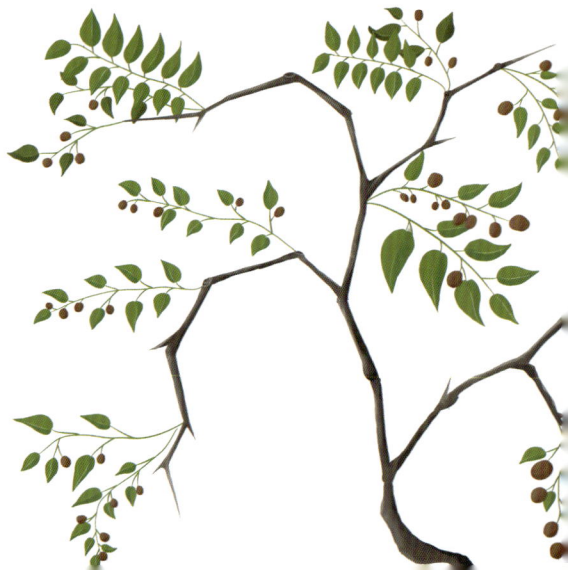

蚕宝宝是吃桑叶长大的！

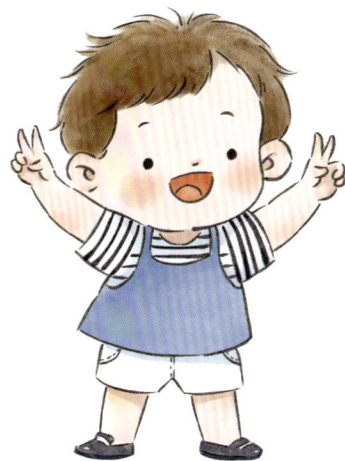

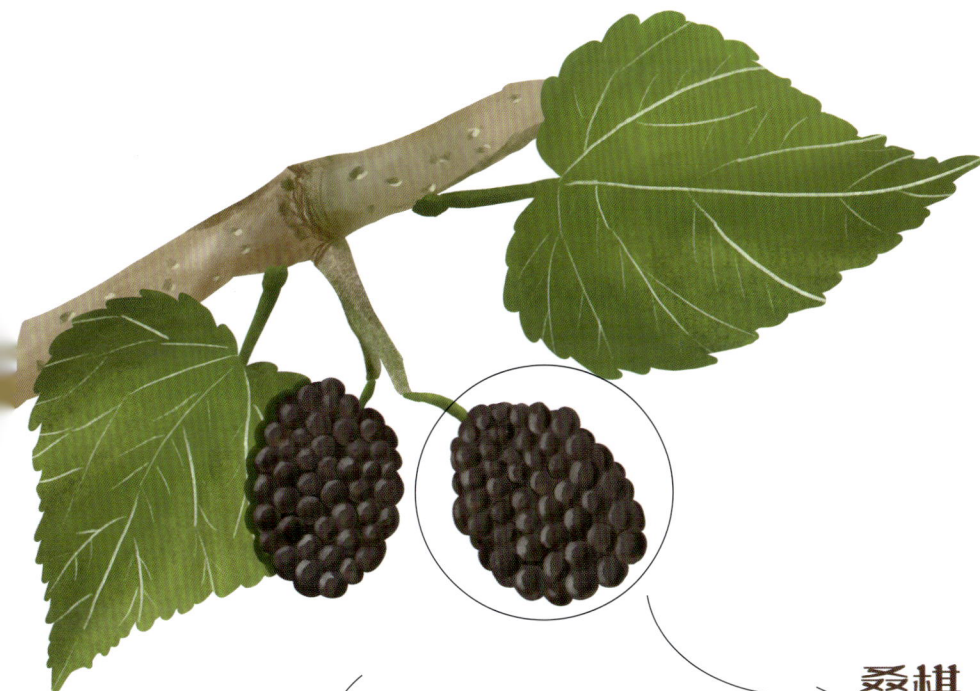

桑椹

桑椹可以生津润燥。

桑叶

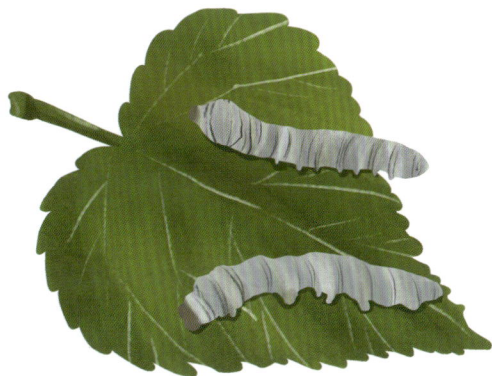

桑叶可以治疗风热感冒。

感染
（或人工接种）
白僵菌
—————→
干燥体

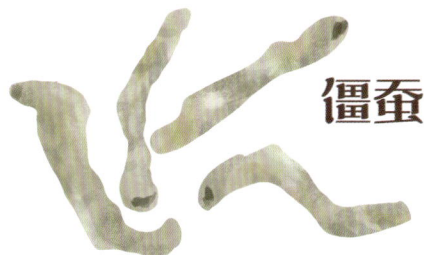

僵蚕

僵蚕既可以止痉，也可以化痰。

槐花

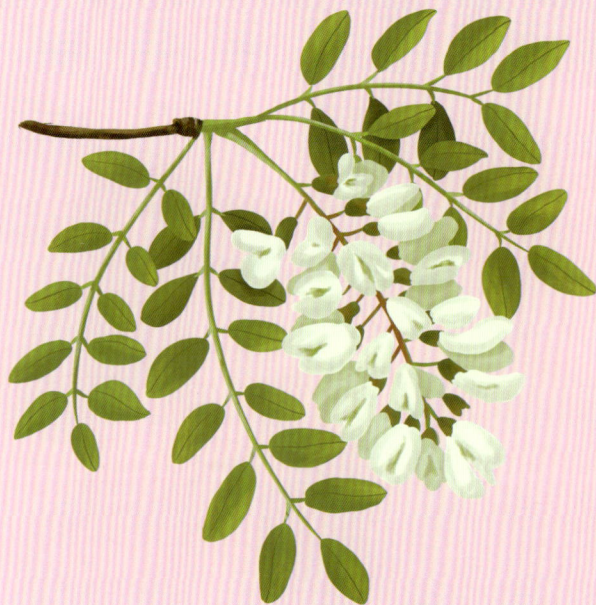

枇杷的果实甜甜的!

槐花可以凉血止血。

枇杷

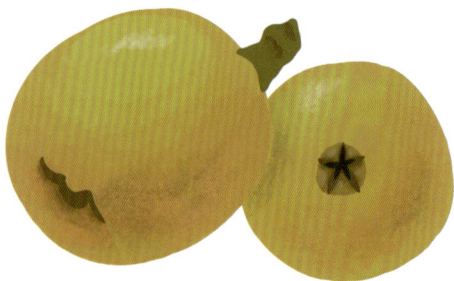

果实

枇杷果可以润肺止咳。

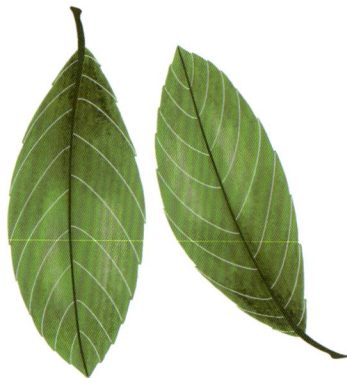

叶片

枇杷叶可以清肺止咳、抗过敏。

蜂房

马蜂窝在中药中称为"蜂房"，可以杀虫、止痛。

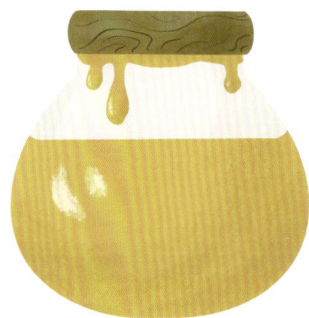

蜂蜜可以制作多种美食！

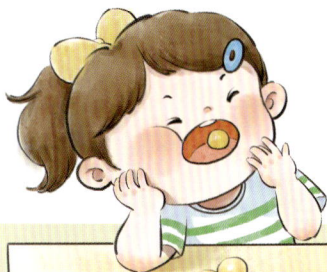

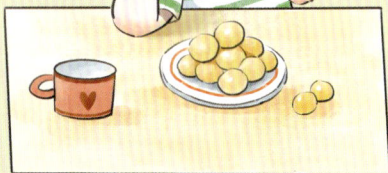

蜂蜜

蜂蜜可以调补脾胃，还可以治疗烫伤。

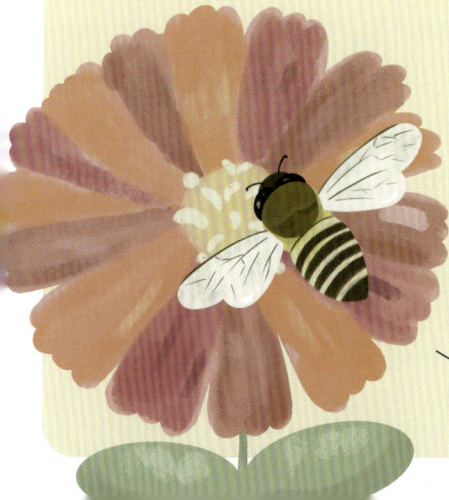

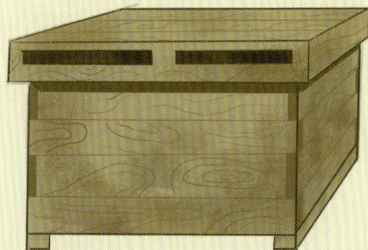

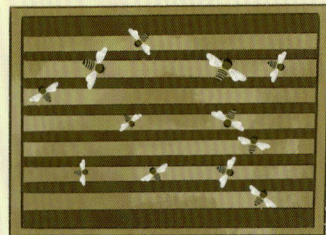

桃仁

桃仁既可以活血，
也可以润肠通便。

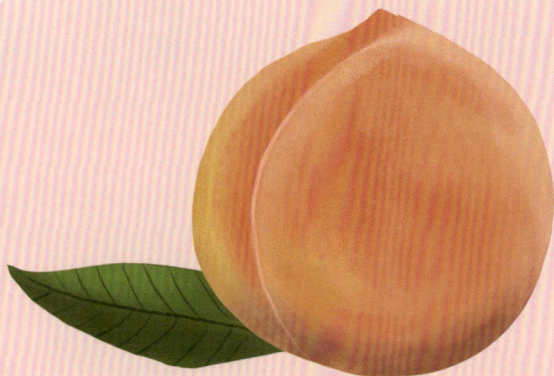

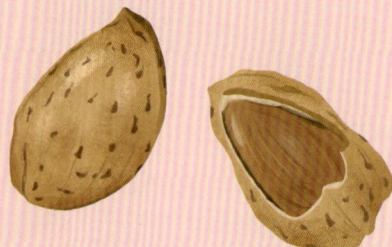

原来我每次丢掉的果核
里面也有中药呀！

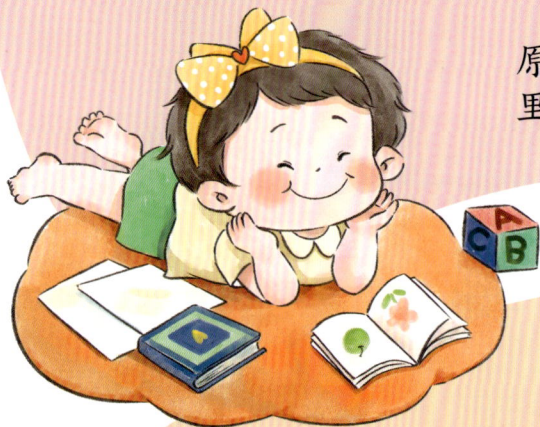

杏仁

杏仁分为甜杏仁和苦杏仁。

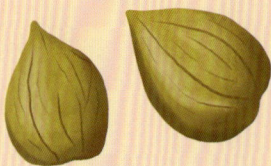

苦杏仁可以止咳平喘，
甜杏仁可以润肺止咳，
它们都有通便的功效。

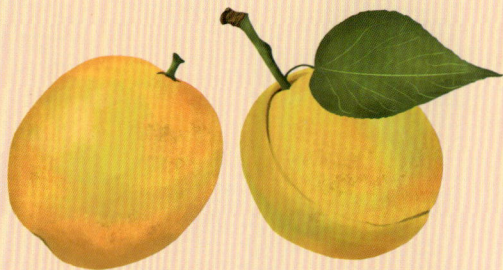

八角

八角是厨房中常用的香料!

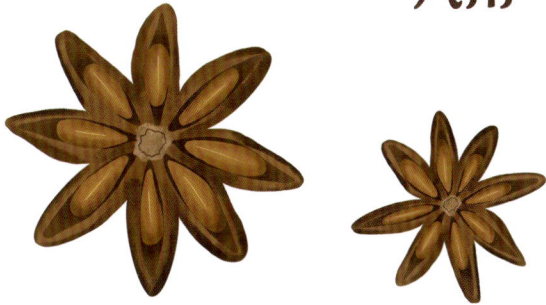

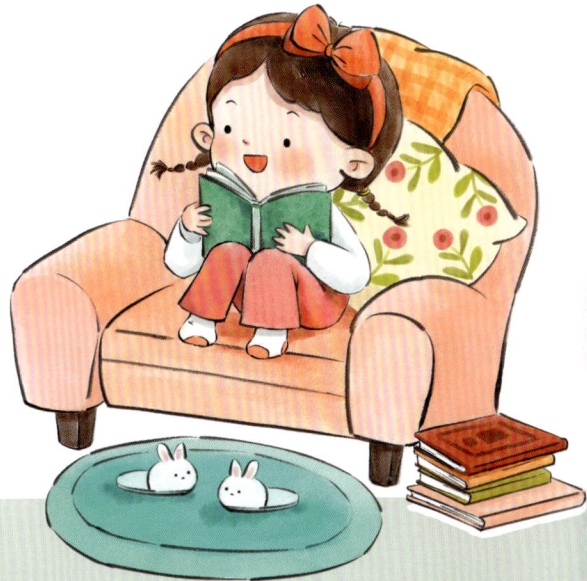

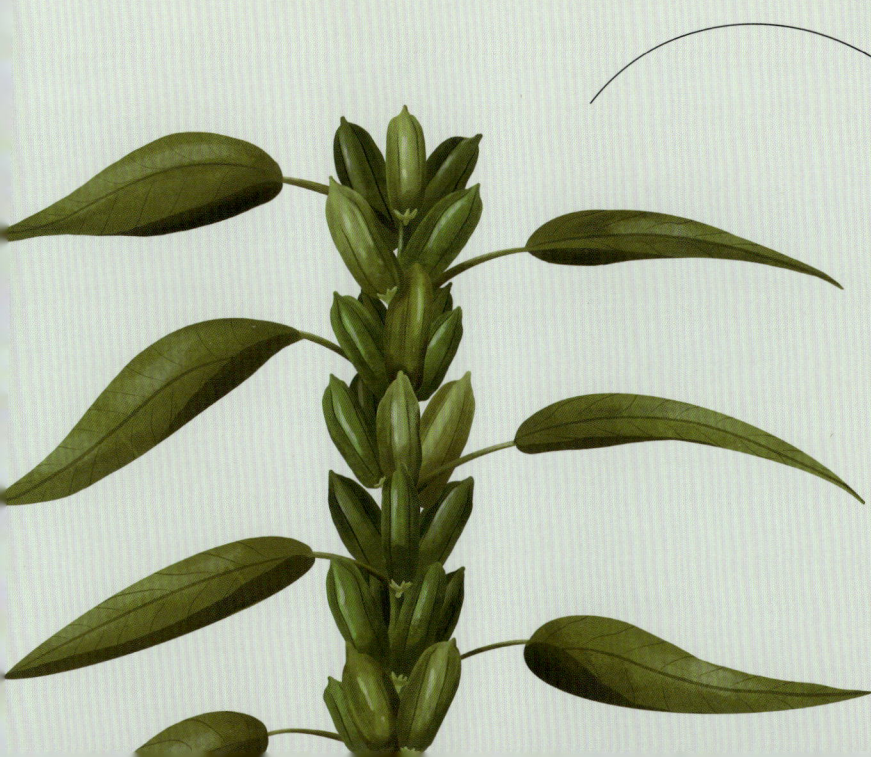

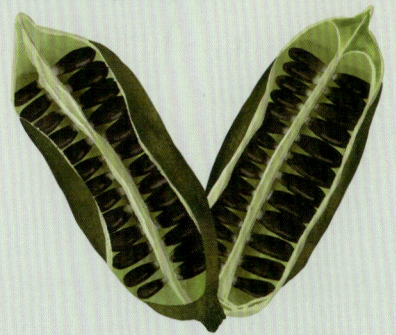

八角具有祛寒湿、镇痛的功效。

黑芝麻

黑芝麻可以滋补肝肾。

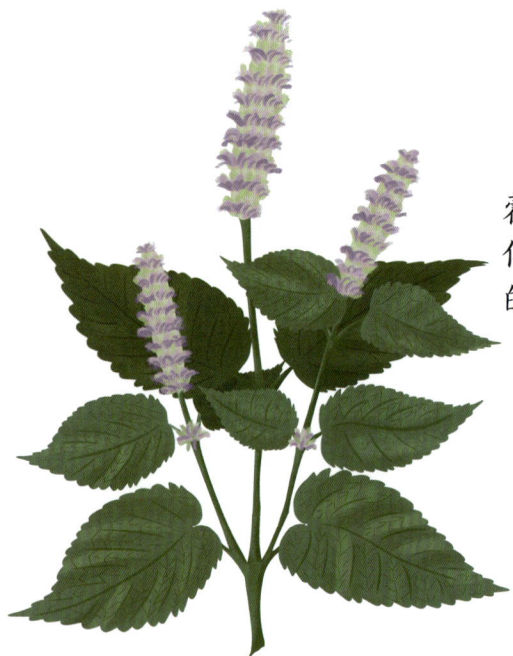

藿香

藿香为夏季清暑防暑、化湿解表、利湿和胃的要药。

藿香在夏季很常用。

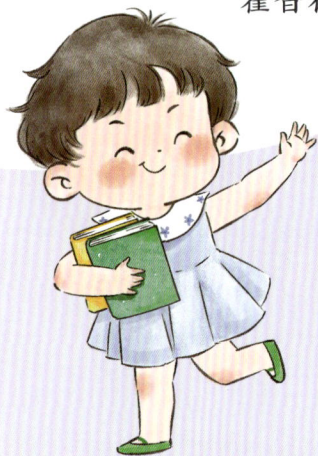

紫苏

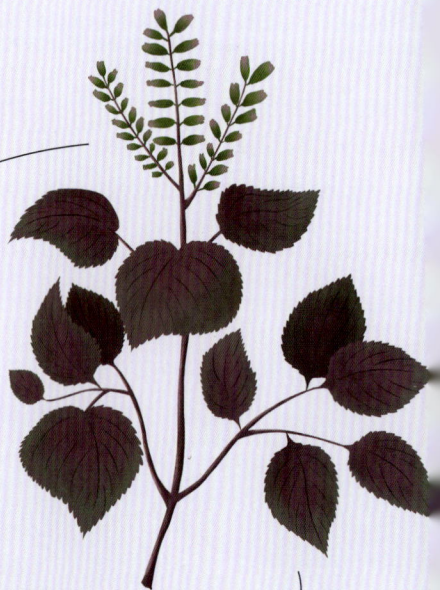

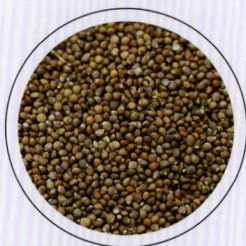

紫苏叶

紫苏子

紫苏叶可以治疗风寒感冒。

紫苏子可以止咳。

豌豆

豌豆可以改善口渴。

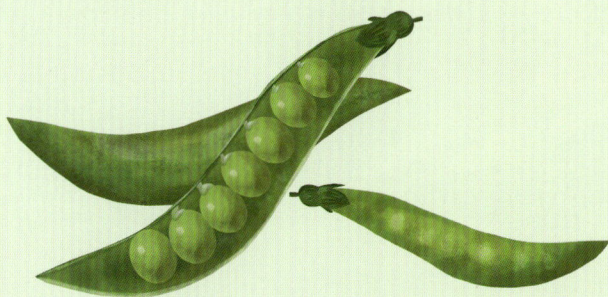

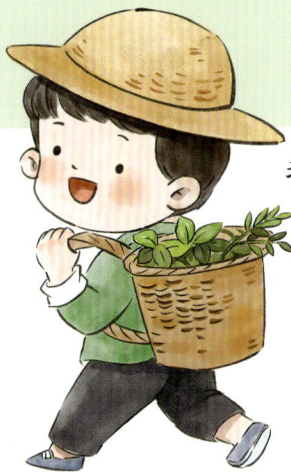

我很喜欢冬瓜汤的味道！

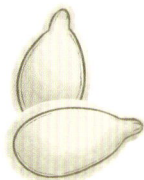

冬瓜子

冬瓜

冬瓜皮可以利尿消肿，
清热解暑。
冬瓜子可以清肺化痰，
利湿排脓。

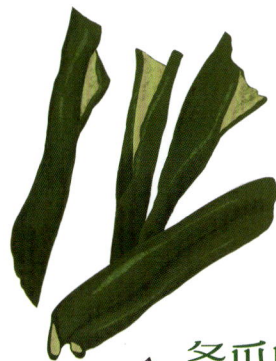

冬瓜皮

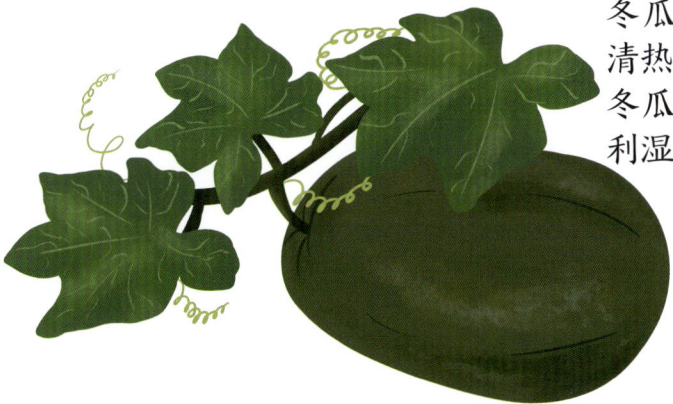

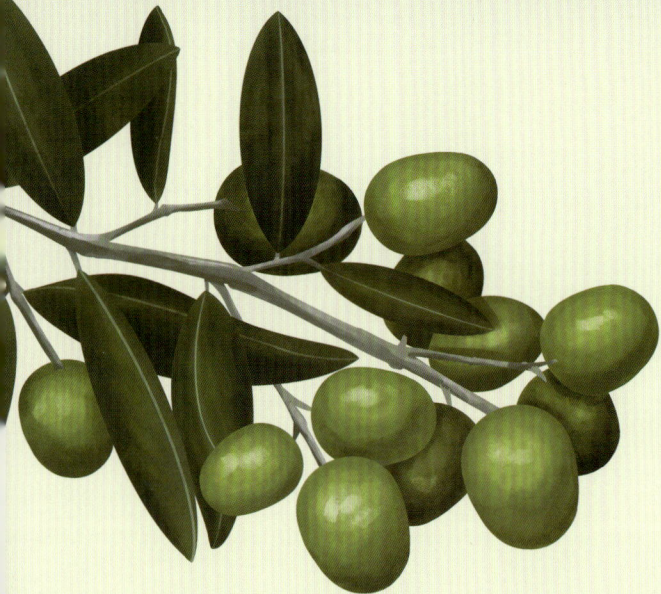

橄榄

橄榄果可以生津止渴。

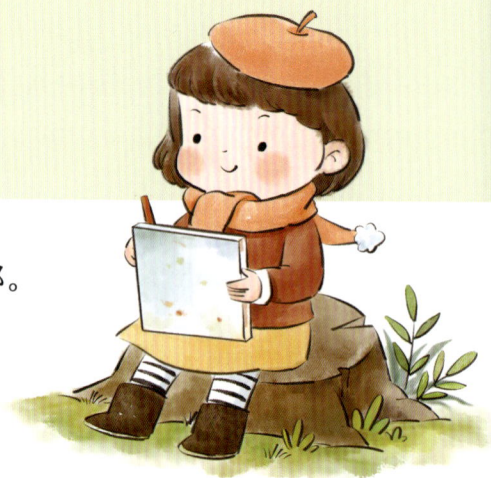

茯苓常生长在松树根部。

茯苓

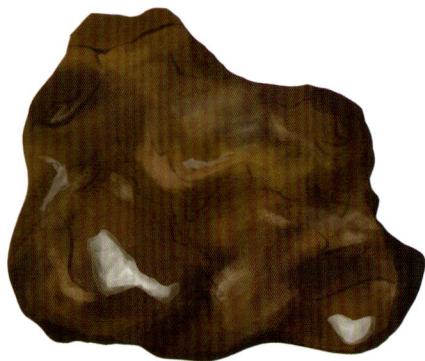

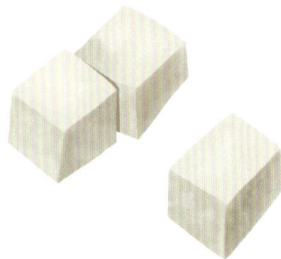

茯苓可以治疗水肿。

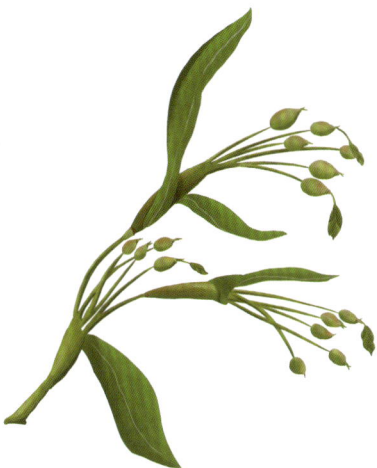

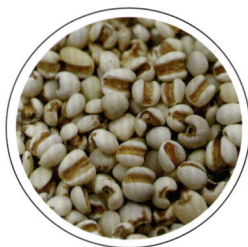

薏苡仁

薏苡仁可以
健脾止泻。

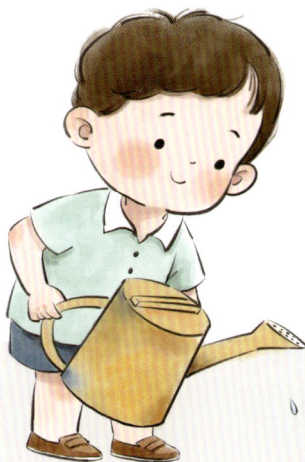

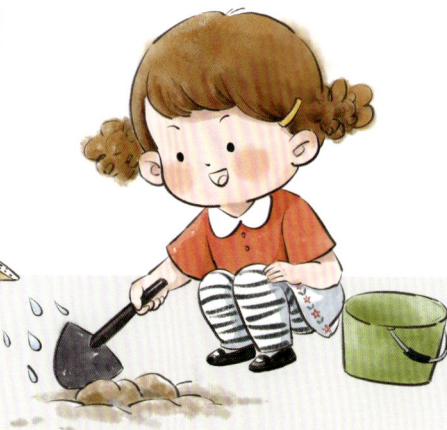

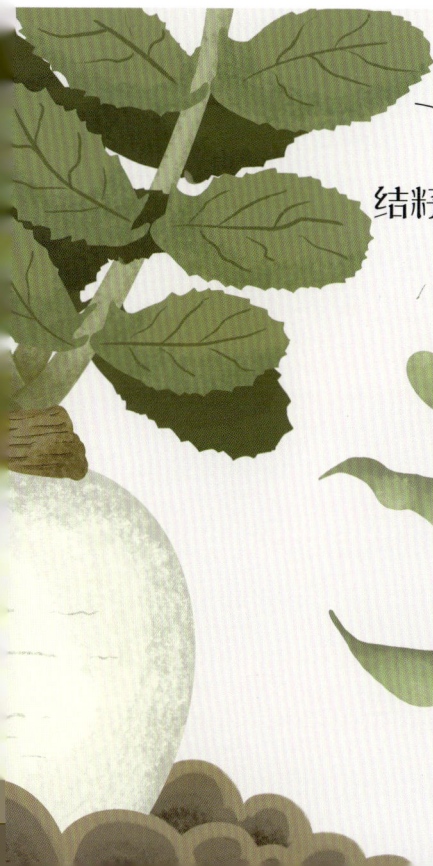

原来萝卜的种子
也是中药呀！

结籽后

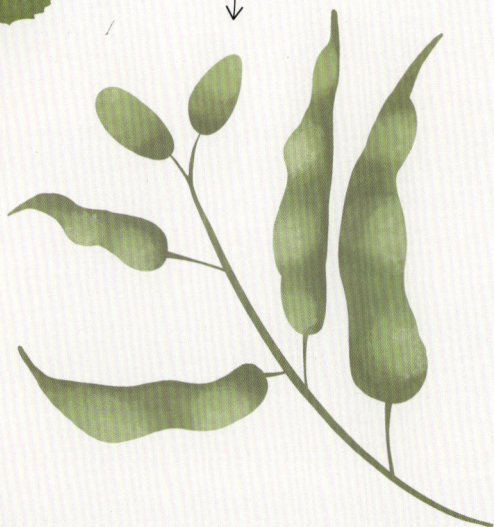

菜菔子是萝卜的种子，也叫萝卜子，
可以消食除胀。

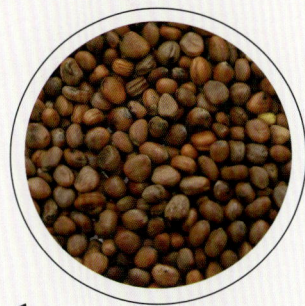

菜菔子

橘

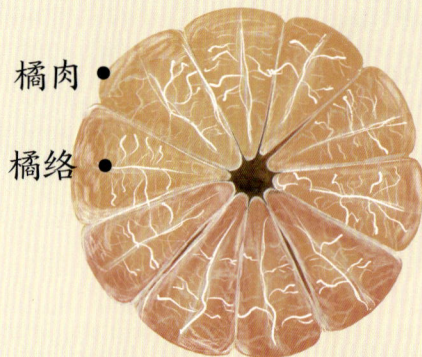

橘肉 •

橘络 •

陈皮可以理气，
橘络可以通络，
橘肉可以开胃，
橘核可以散结。

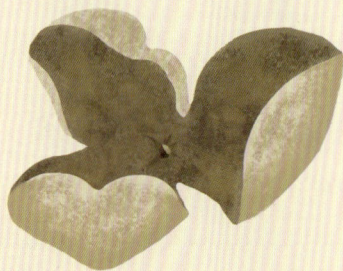

陈皮

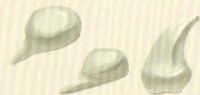 橘核

原来陈皮就是
干燥的橘皮呀！

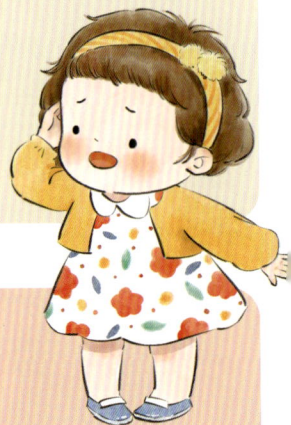

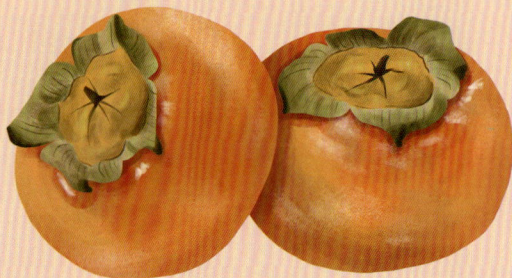

柿

柿饼可以健脾润肺。

香橼

香橼可以止呕。

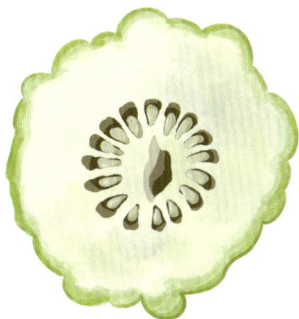

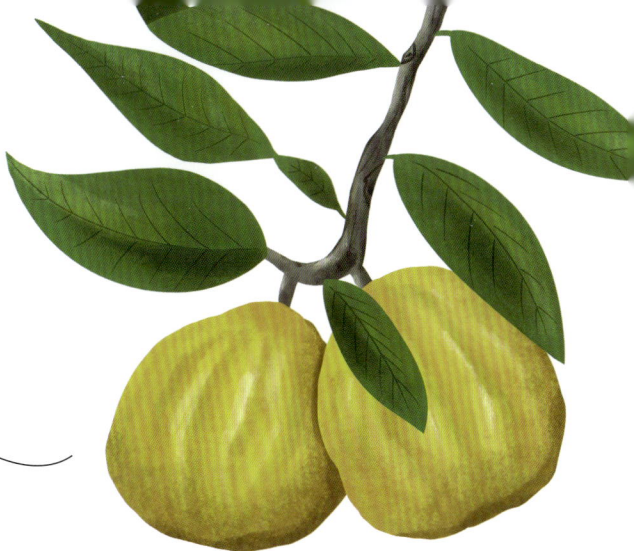

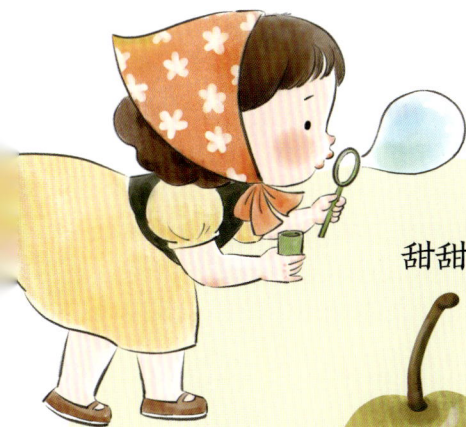

甜甜的梨也是一种中药呀!

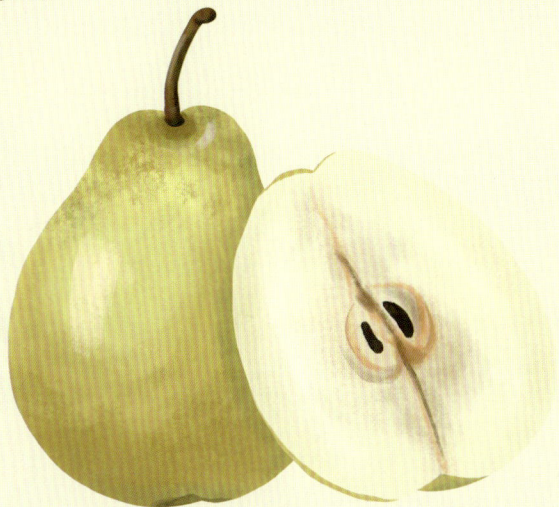

梨

梨可以润肺止咳。

蒲公英的种子毛茸茸的，随风飘舞。

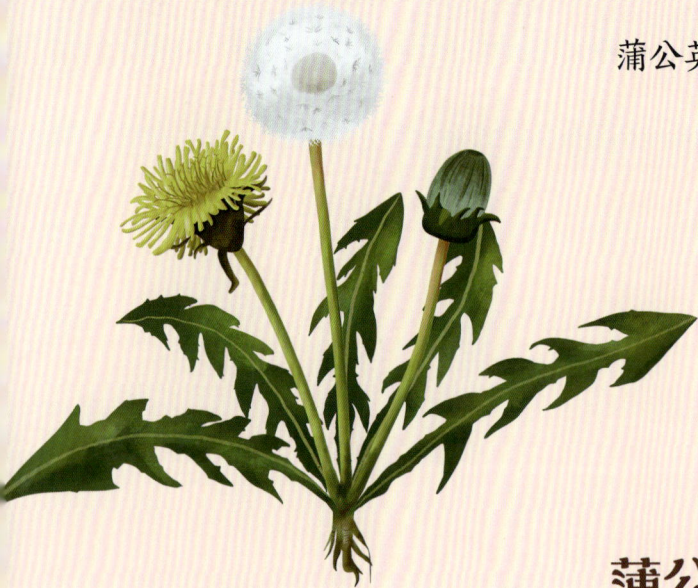

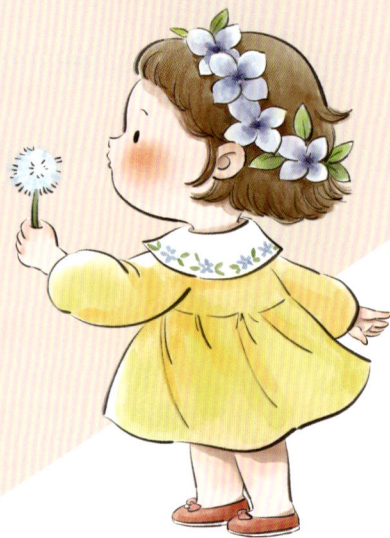

蒲公英

蒲公英可以清热、消肿。

百合

百合的鳞叶，有安神、润肺的功效。

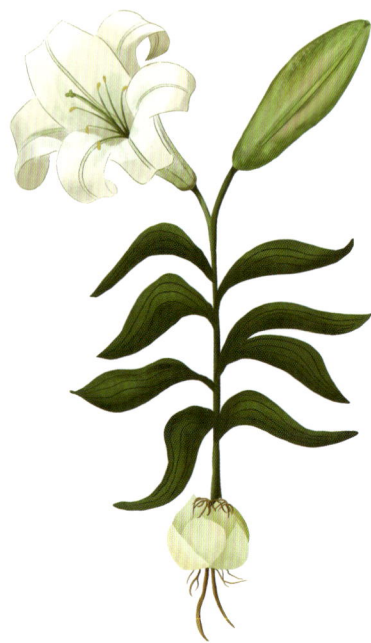

干姜

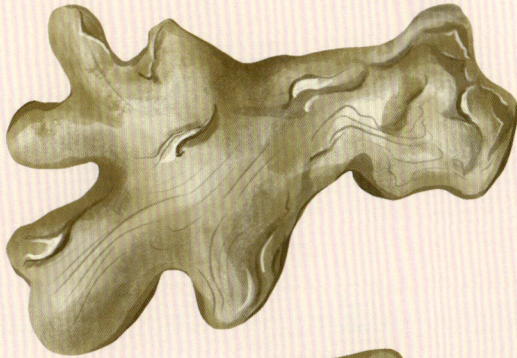

干姜具有温中散寒的功效，可以治疗脾胃虚寒所致呕吐、泄泻。

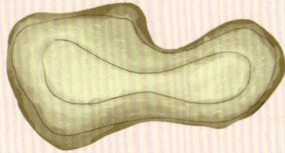

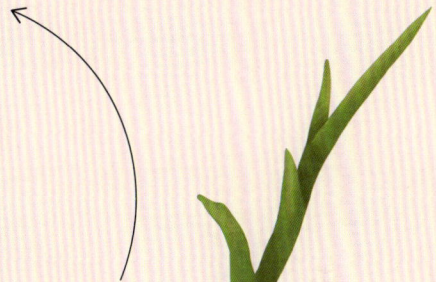

干姜是晒干的生姜！

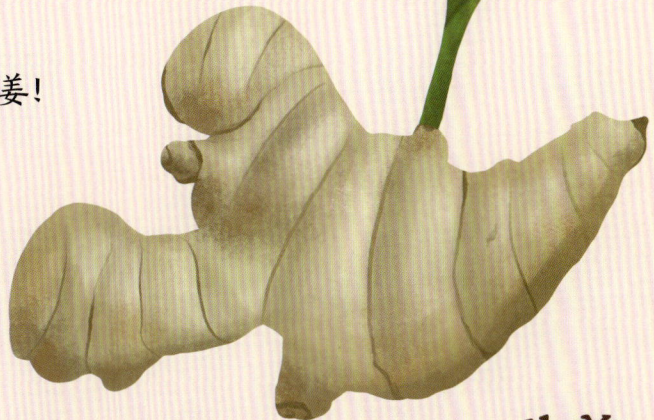

生姜

生姜可以治疗风寒感冒。

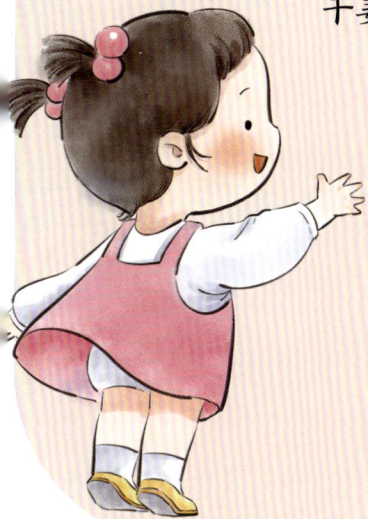

苦苣

苦苣可以治疗胃炎。

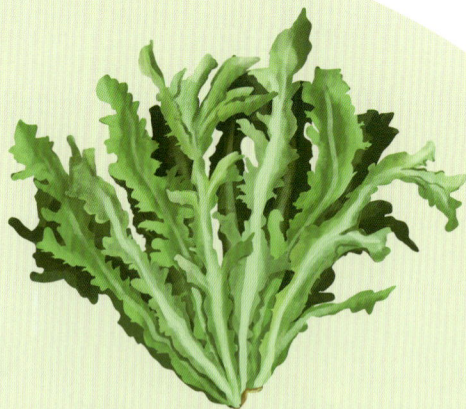

苦苣与马齿苋都是餐桌上常见的凉拌菜食材。

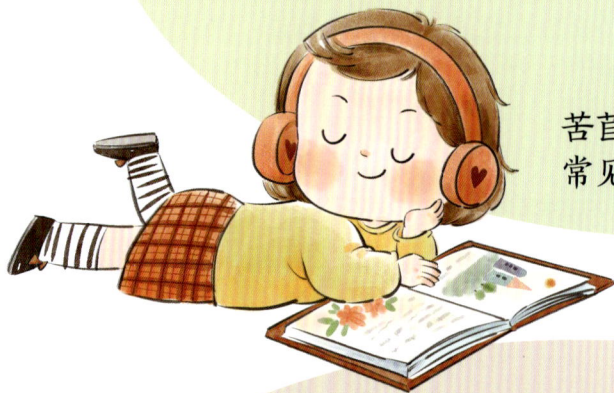

马齿苋

马齿苋具有清热解毒的功效。

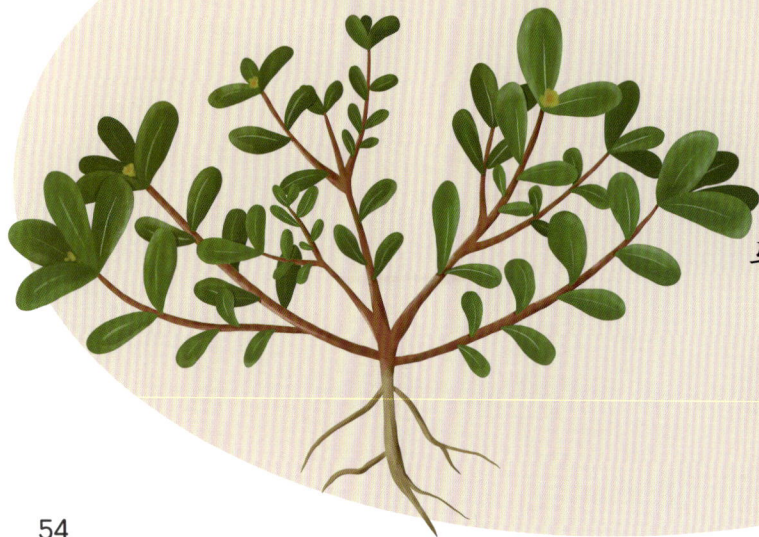

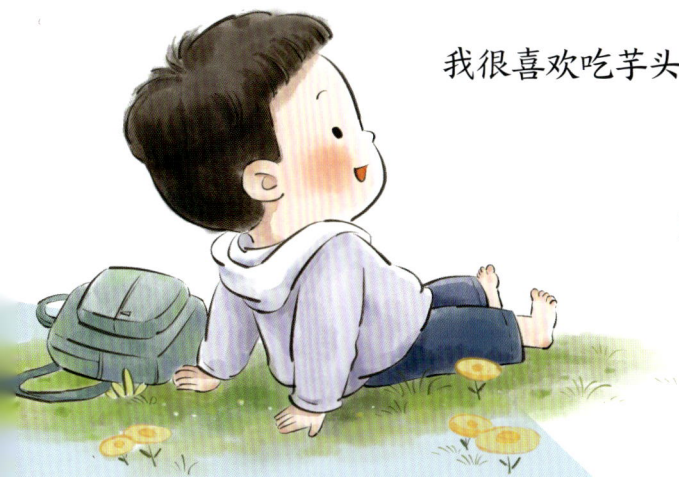

我很喜欢吃芋头！

叶

芋

茎

块茎

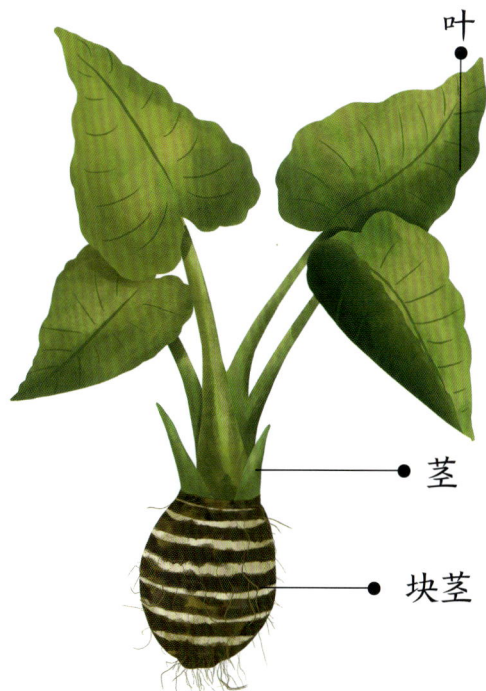

芋的块茎可以消胀，
芋的茎、叶可以止泻。

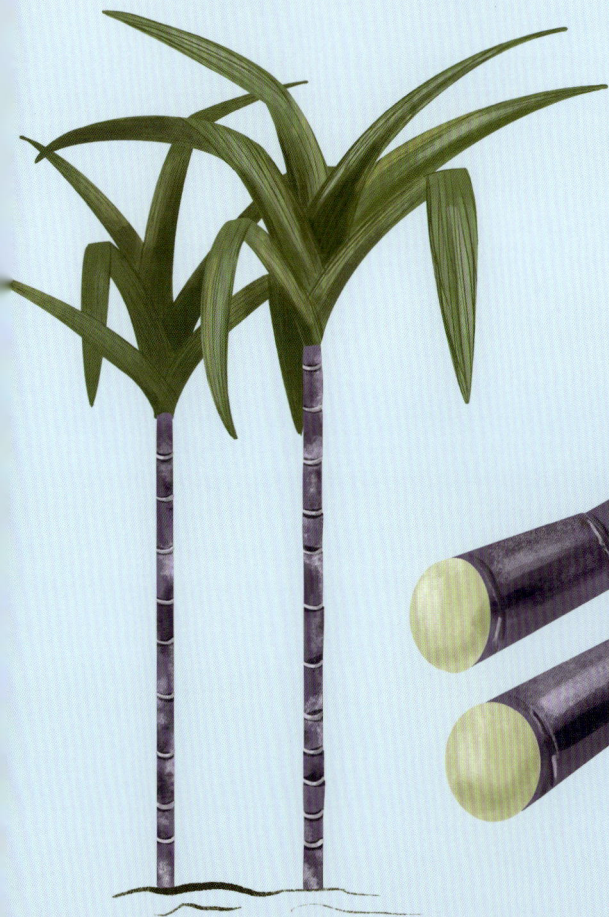

甘蔗

甘蔗可以治疗烦热。

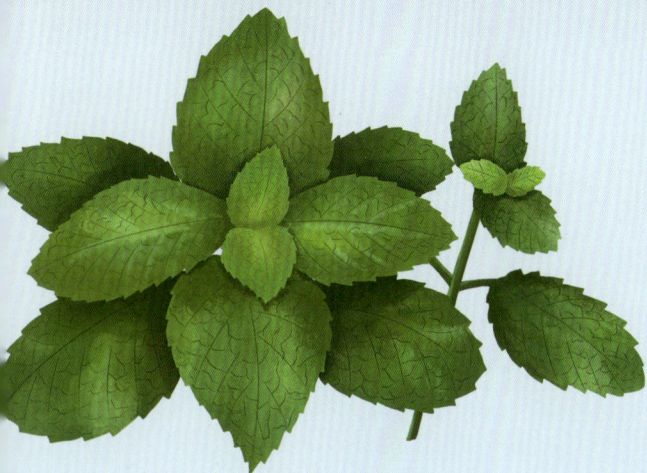

我最喜欢吃
粽子薄荷糖了！

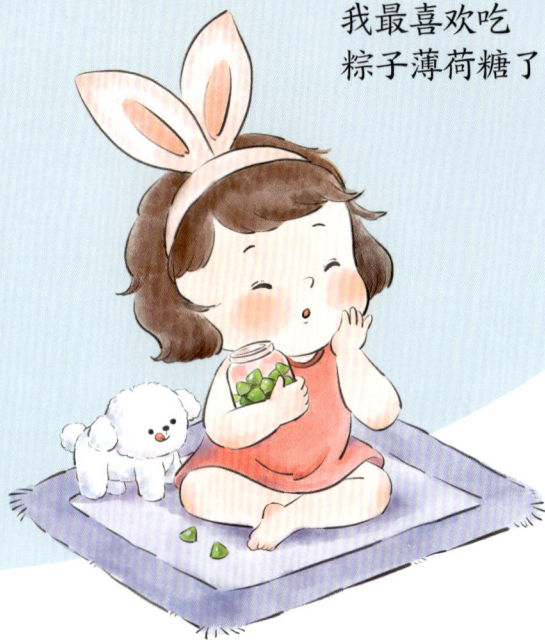

薄荷可以治疗风热感冒和咽喉痛。

薄荷

荚实可以
健脾止泻。

荚实

荚实也叫作鸡头米，
生长在水中。

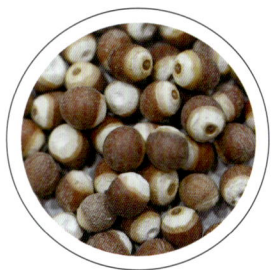

桂花鸡头米是
苏州的传统小吃。

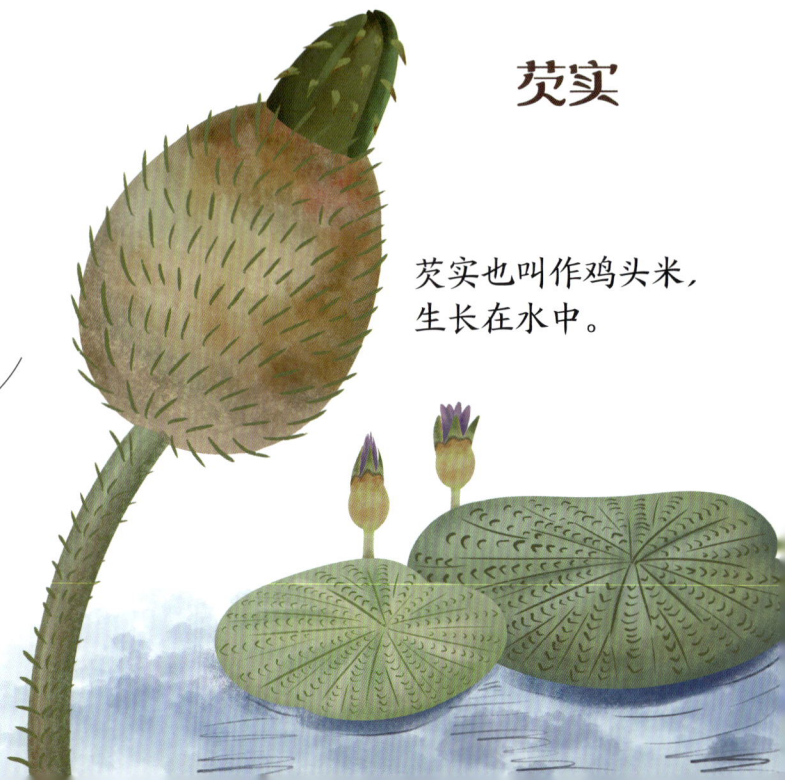

阿胶

阿胶可以补血、止血。

阿胶是驴皮经熬煮、浓缩制成的固体胶。

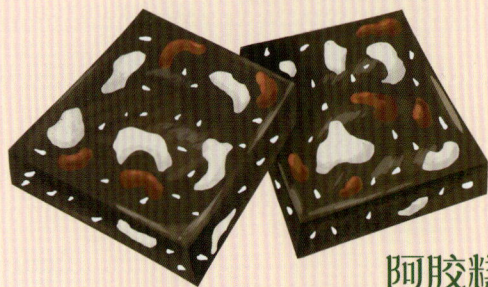

阿胶糕

阿胶中加入芝麻、核桃等可以做成阿胶糕！

鹿角   鹿角可以强筋骨。

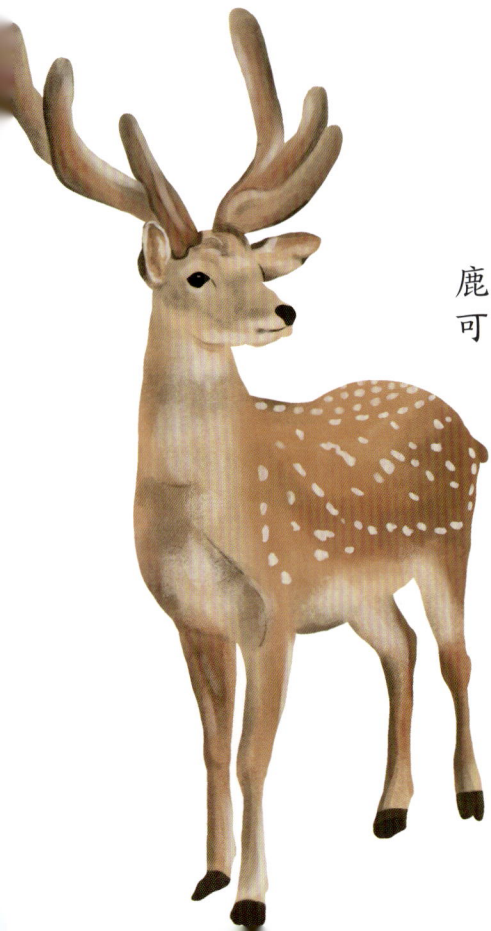

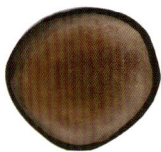

鹿茸

鹿茸是雄鹿的幼角，可以壮肾阳，益精血。

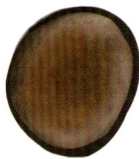

动物身上也有很多中药！

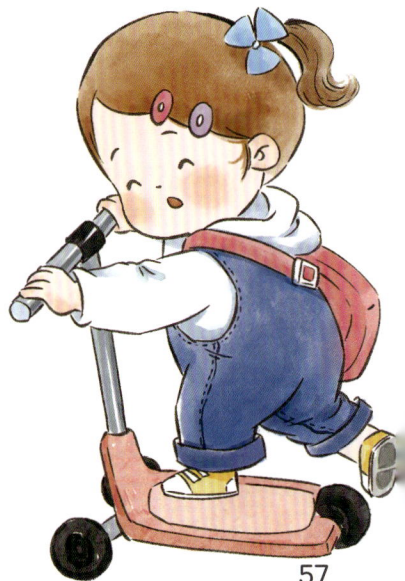

绿豆

绿豆可以清热解毒。

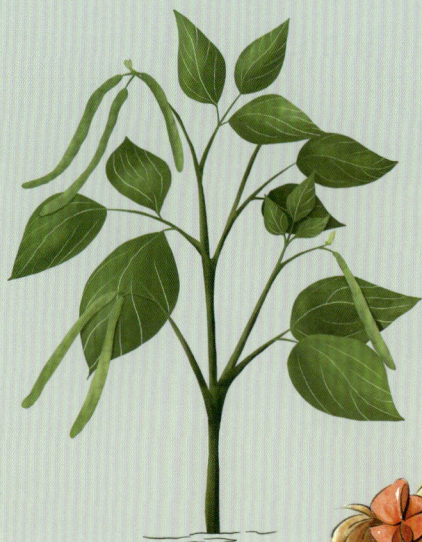

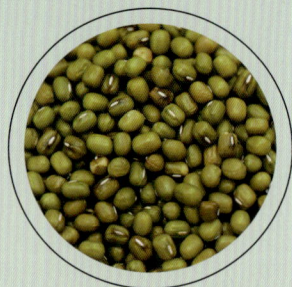

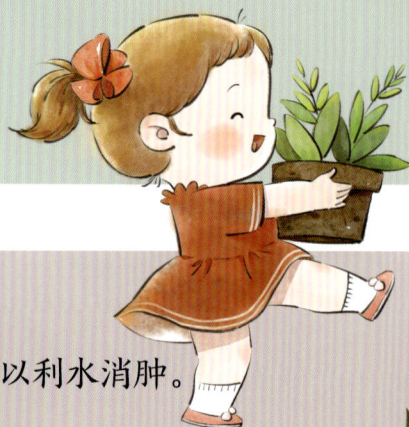

绿豆既是粮食也是中药！

赤小豆

赤小豆可以利水消肿。

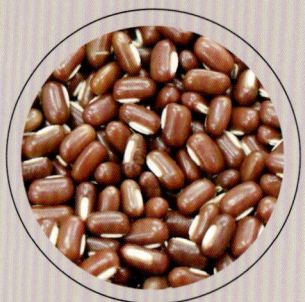

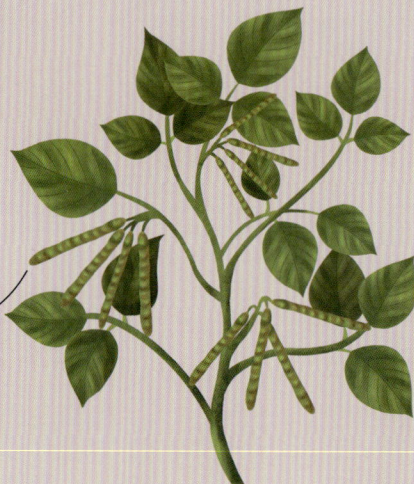

栗子

栗子可以健脾养胃。

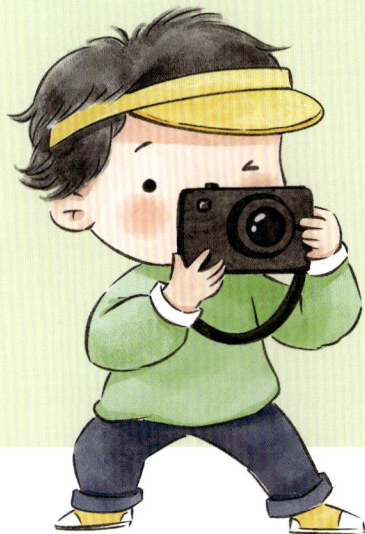

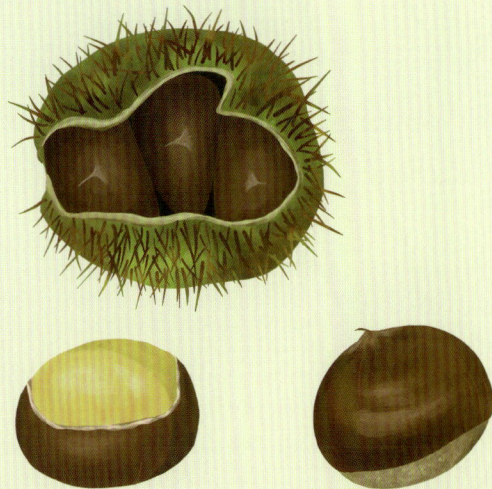

栗子和海松子也是常见的干果！

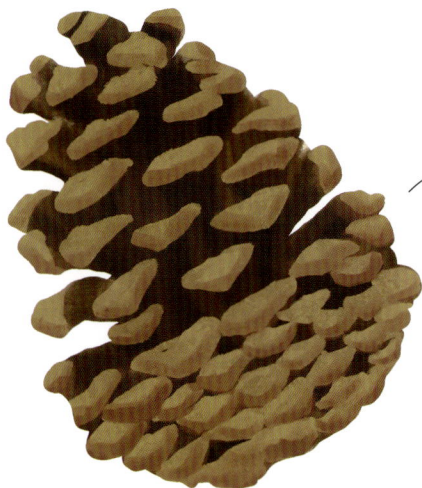

海松子

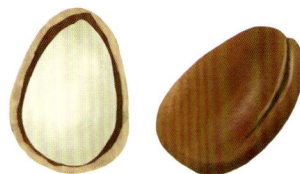

海松子也叫松子，可以治疗干咳。

竹叶

竹叶可以清热除烦。

小麦

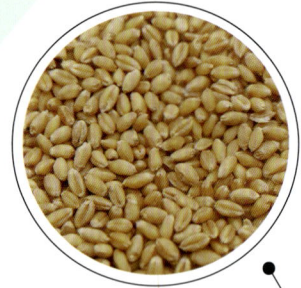

小麦既是粮食也是中药！

小麦可以养心安神。

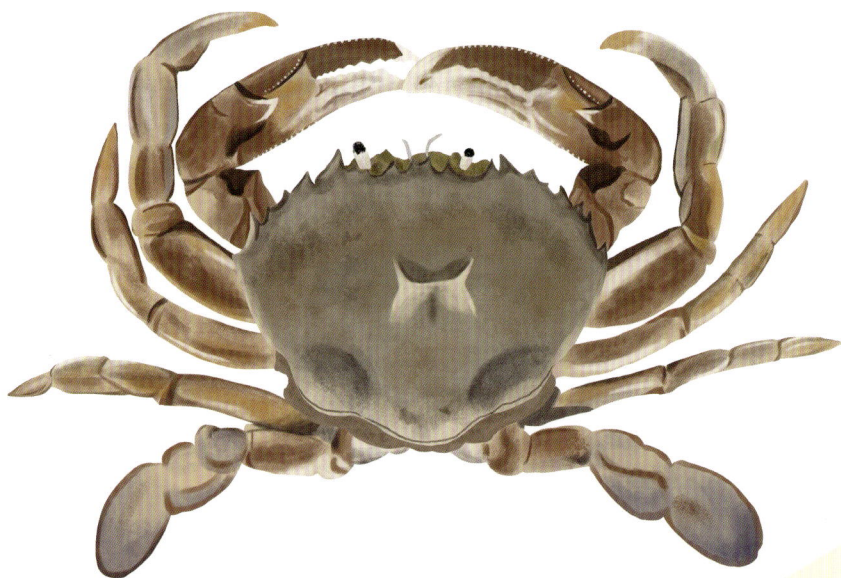

蟹

蟹可以清热化瘀。

原来它们也是中药呀!

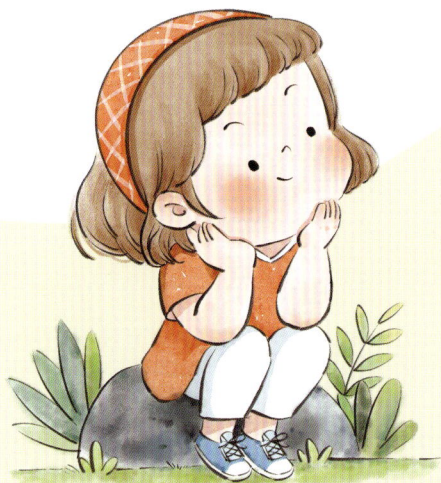

芦根

芦根可以治疗胃热呕吐。

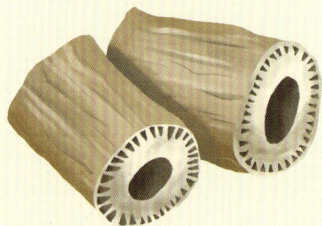

芦根是芦苇的根茎。

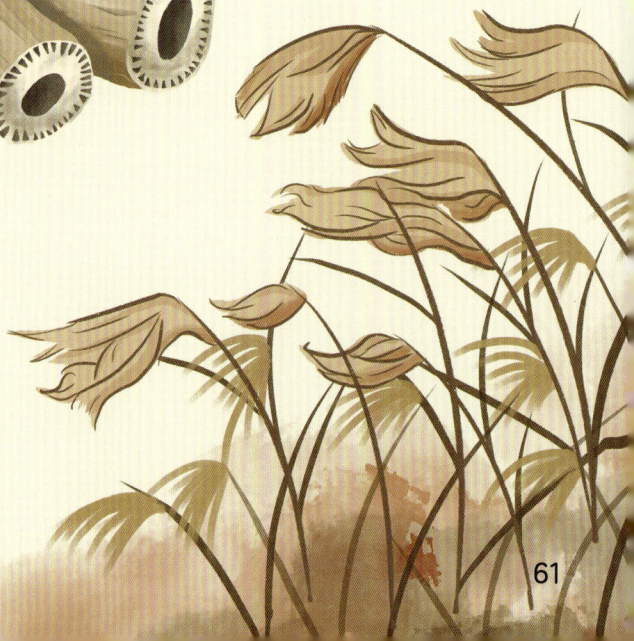

61

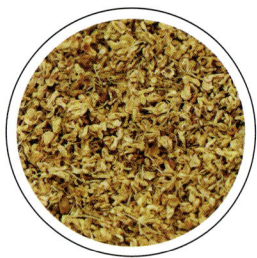

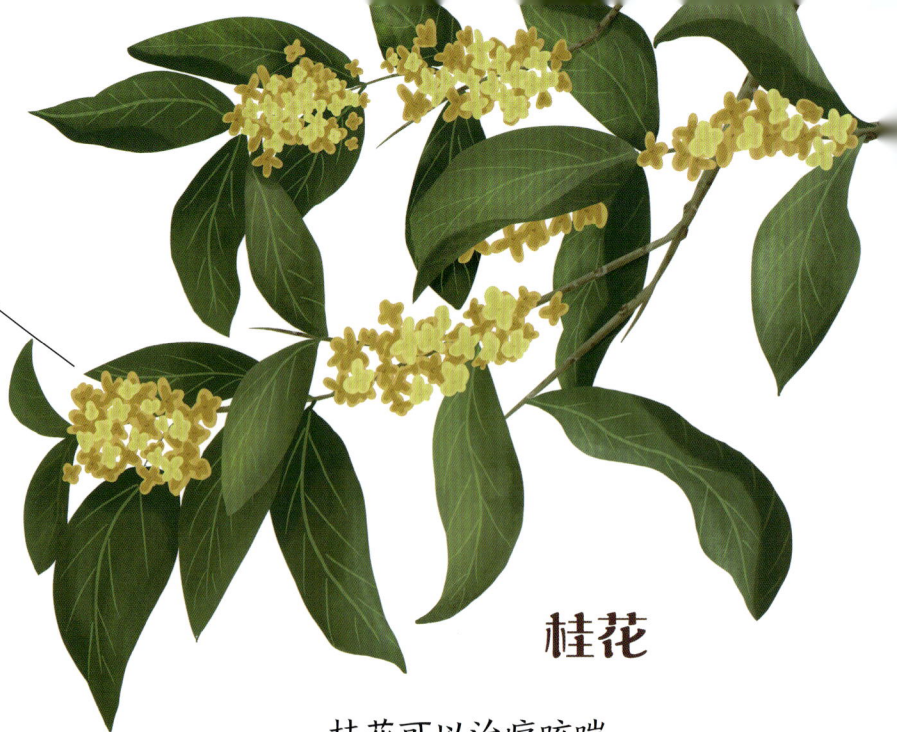

桂花

桂花可以治疗咳喘。

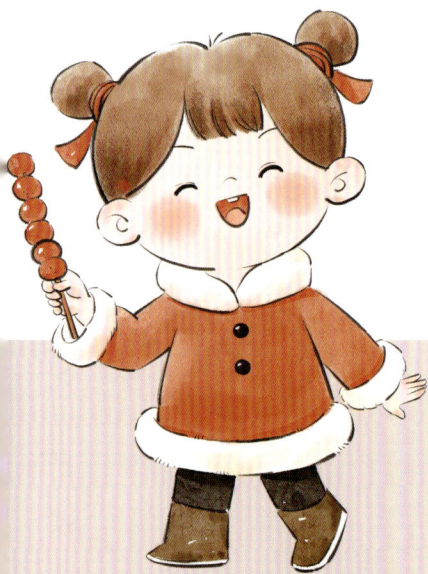

山楂可以做成
酸酸甜甜的冰糖葫芦。

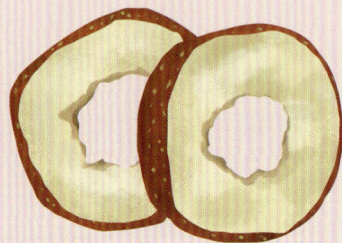

山楂可以消食健脾。

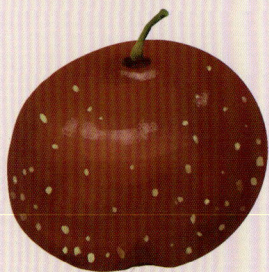

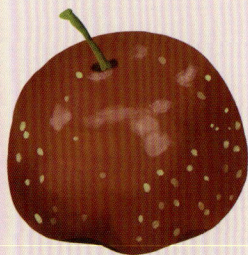

山楂

背甲

龟甲滋肾养肝而能
强筋健骨，善治筋骨不健。

龟甲

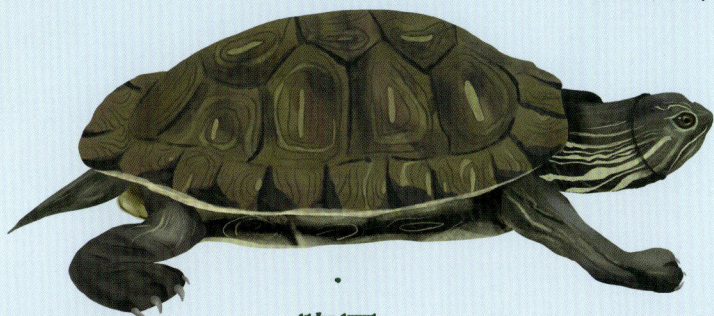

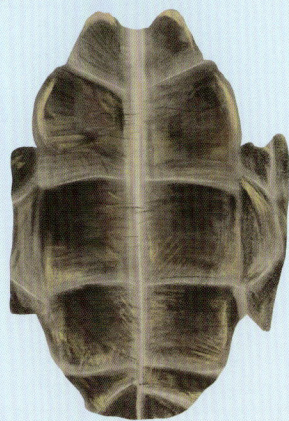

腹甲

龟甲是指乌龟的背甲和腹甲。

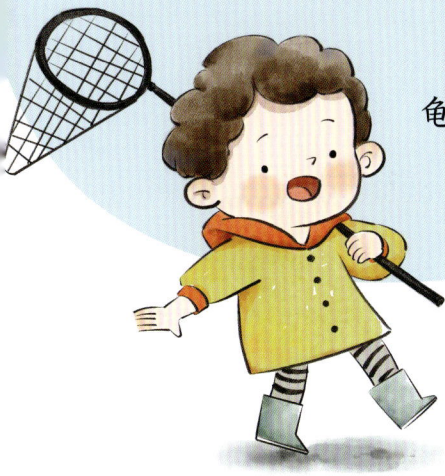

鳖甲

鳖甲是鳖科动物鳖的背甲，
具有滋阴潜阳、退热除蒸、
软坚散结的功效。

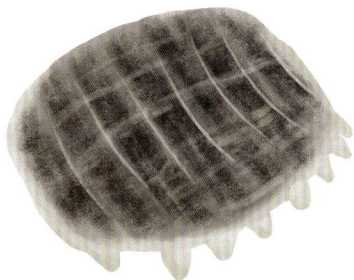

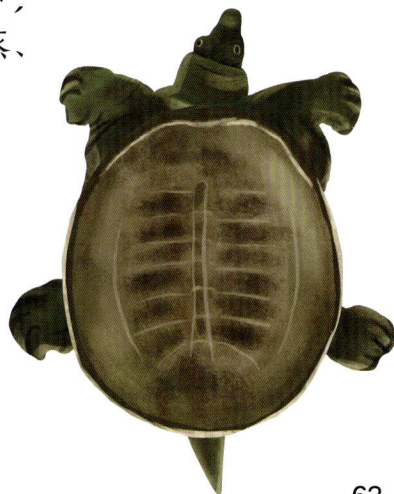

63

枸杞子

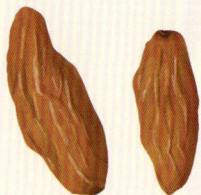

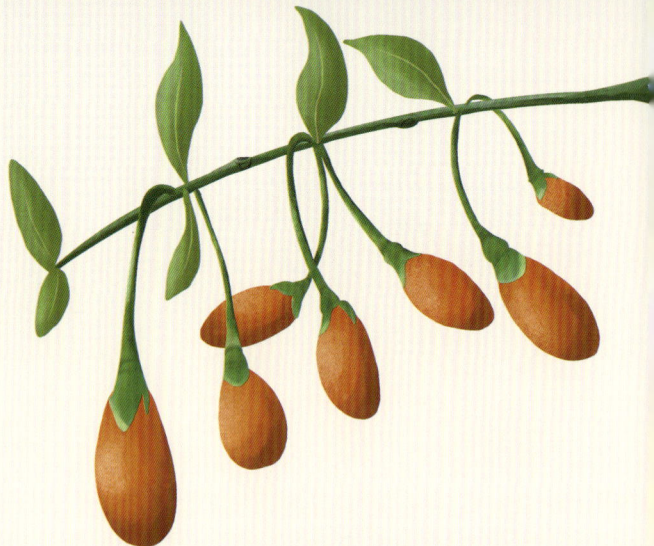

枸杞子可以滋补肝肾，明目。

枸杞子与菊花是很好的搭档。

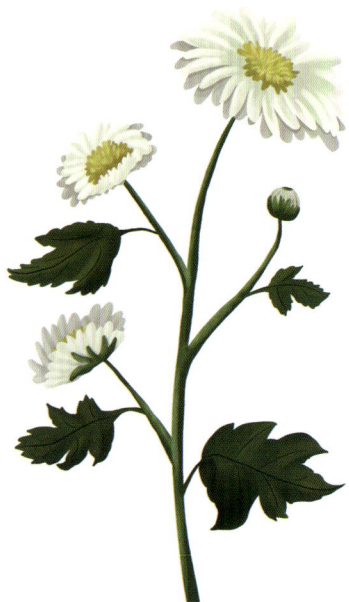

菊花

菊花可以散风清热，平肝明目。

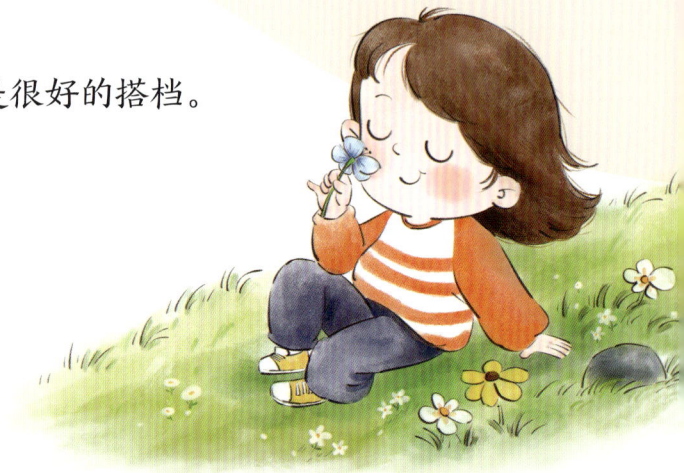

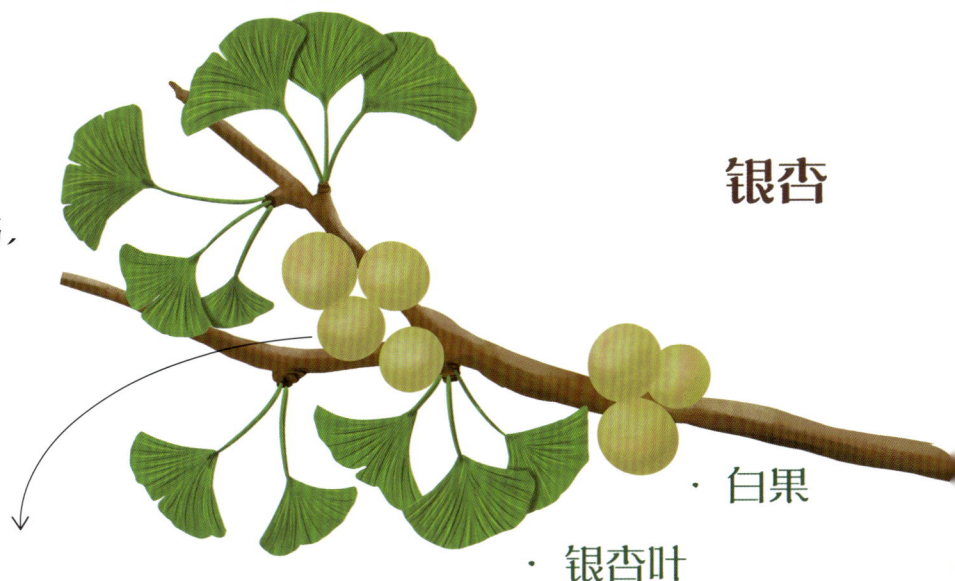

银杏

银杏叶可以治疗心脏病，
白果可以治疗哮喘。

白果是银杏的种仁。

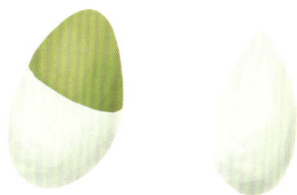

· 白果

· 银杏叶

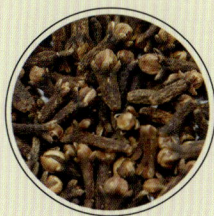

丁香

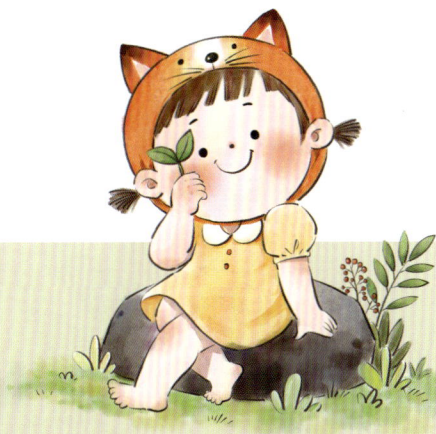

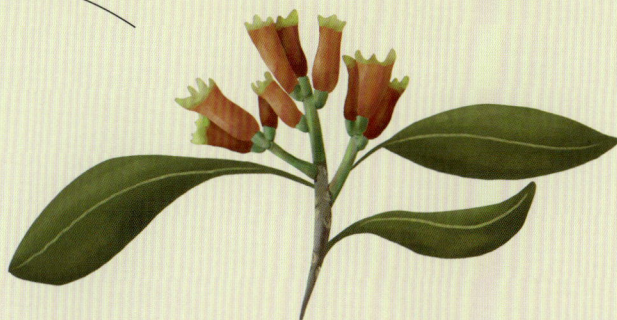

丁香可以治疗脾胃虚寒。

火麻仁

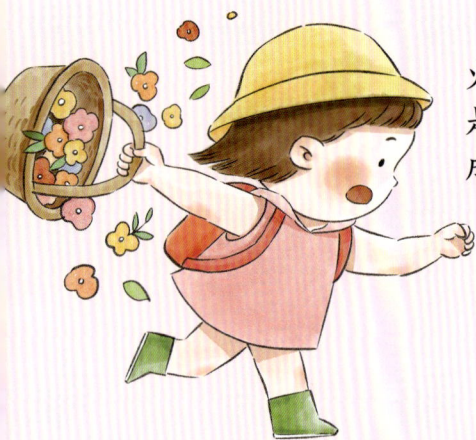

火麻仁的药用部位是桑科植物大麻的成熟种子。

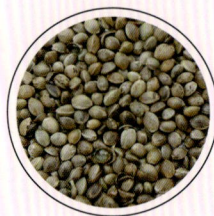

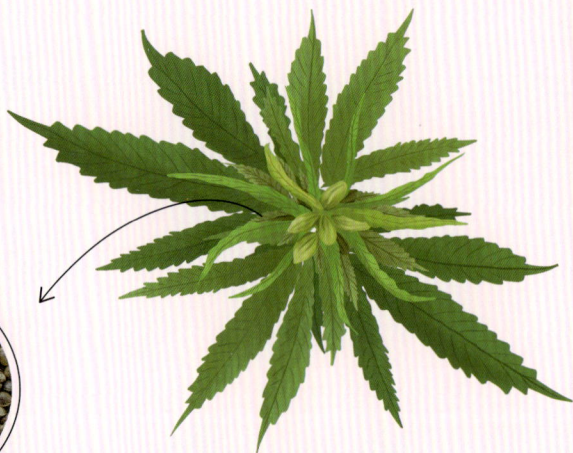

火麻仁可以润肠通便。

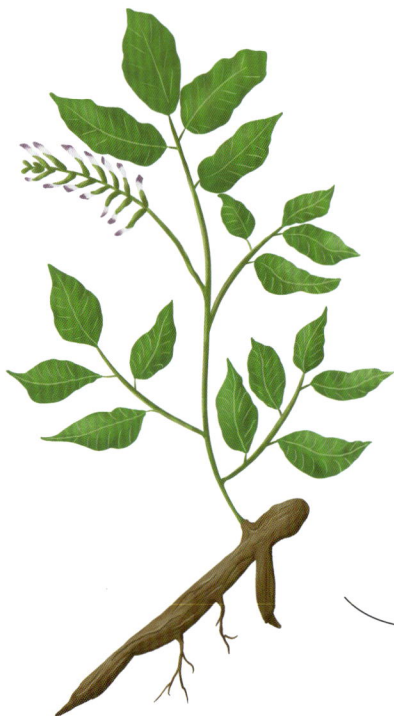

甘草可以治疗脾胃虚弱、咳嗽痰多。

甘草

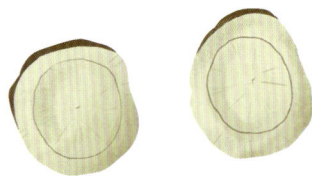

甘草的药用部位是豆科植物甘草、胀果甘草或光果甘草的根和根茎。

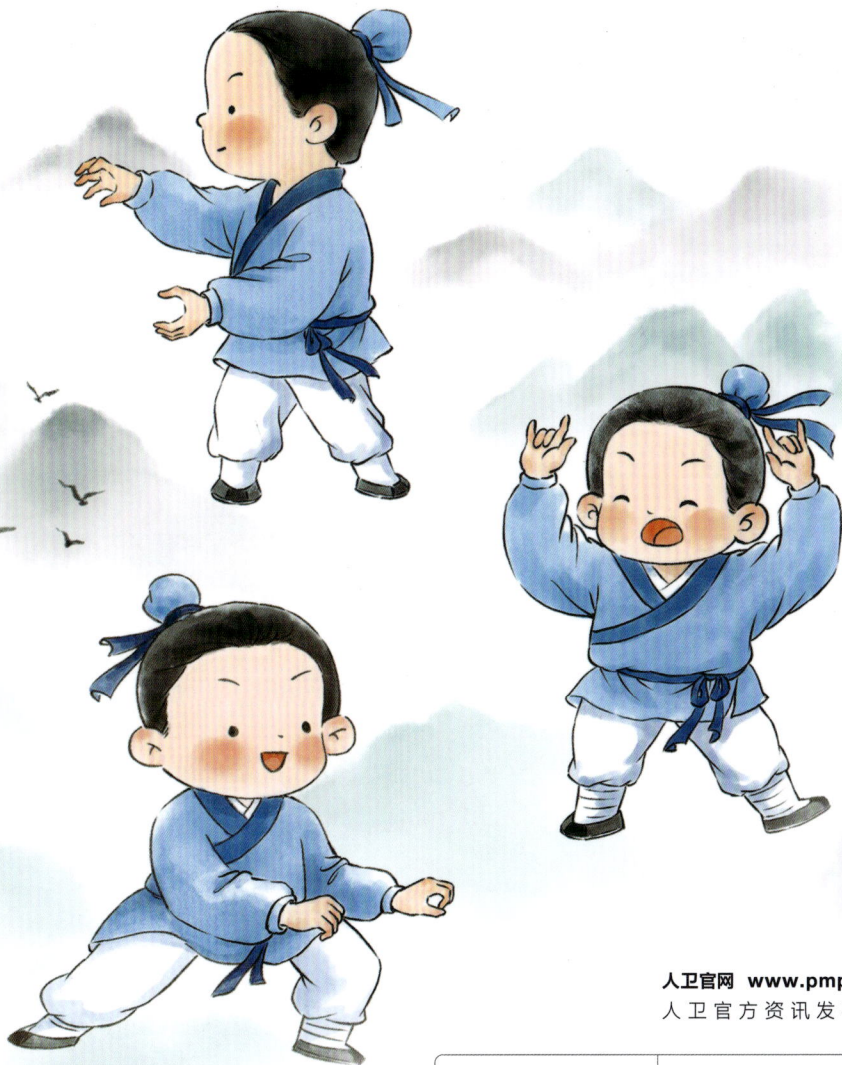

人卫官网 www.pmph.com
人卫官方资讯发布平台

策划编辑　任海霞
责任编辑　任海霞
书籍设计　赵京津
　　　　　姜　瑞

人卫APP
获取海量医学学习资源

ISBN 978-7-117-37215-2
9 787117 372152 >

定 价：32.80 元